Dr Émile LAFOSCADE

De l'Hydronéphrose dans les anomalies congénitales du rein

LYON. — IMP. A. REY.

DE

L'HYDRONÉPHROSE

DANS LES

ANOMALIES CONGÉNITALES DU REIN

DE
L'HYDRONÉPHROSE
DANS
LES ANOMALIES CONGÉNITALES DU REIN

PAR

Le Dr Émile LAFOSCADE

LYON
A. REY & Cie, IMPRIMEURS-ÉDITEURS DE L'UNIVERSITÉ
4, RUE GENTIL, 4
—
1903

A MA GRAND'MÈRE

A MON PÈRE ET A MA MÈRE

Je dédie ce travail en témoignage de ma tendre affection et de ma profonde reconnaissance.

A MES FRÈRES ET A MES SŒURS

MEIS ET AMICIS

A mon Président de Thèse

MONSIEUR LE PROFESSEUR JABOULAY

Professeur de Clinique chirurgicale.

A MONSIEUR LE PROFESSEUR-AGRÉGÉ BÉRARD

A MES MAITRES CIVILS ET MILITAIRES

INTRODUCTION

Un cas d'hydronéphrose dans un rein en ectopie congénitale, observé et opéré par M. le professeur agrégé Bérard nous a donné l'idée de rechercher dans les observations publiées d' « hydronéphrose dans les anomalies congénitales du rein », la part qui revient aux malformations dans la pathogénie des rétentions rénales. Nous n'avons pas la prétention d'exposer un nouveau mécanisme présidant à l'obstruction du cours de l'urine vers la vessie ; nous passerons seulement en revue les différentes causes, qui ont pu contribuer à l'établissement des hydronéphroses en question, et nous essaierons de mettre en relief les rapports de cause à effet, qui existent entre les anomalies de siège, de structure, d'irrigation du rein et la rétention rénale.

Jusqu'à présent aucun travail synthétique n'a été fait à ce sujet ; l'on n'a pas encore groupé les observations d'hydronéphrose dans les malformations du rein, disséminées soit dans les traités, soit dans les journaux ou bulletins médicaux. Nous nous sommes assumé la tâche de les rassembler, de les coordonner, et d'en extraire la pathogénie.

Arnould, dans sa thèse sur l'hydronéphrose, parle

bien des arrêts ou anomalies de développement suivis d'hydronéphrose ; mais il ne s'occupe que de celles qui tiennent à l'uretère, laissant de côté celles qui tiennent au rein, à sa situation, à sa forme, à son nombre. Il ne néglige pourtant pas les anomalies vasculaires, et nous lui avons emprunté la source de quelques observations relatées par lui, où le rôle joué par les brides vasculaires dans le mécanisme de ces diverses hydronéphroses est évident.

La thèse de Brinon traite des hydronéphroses congénitales et des dilatations congénitales de l'uretère ; il ne s'occupe, en aucun point de son travail inaugural des anomalies congénitales du rein lui-même ; comme Arnould, il cite simplement des observations d'hydronéphroses dans des reins présentant des anomalies vasculaires ou des vestiges embryonnaires. Nous nous proposons de combler cette lacune. Dans les anomalies du rein, nous ne ferons pas rentrer celles de l'uretère, pour cette raison qu'elles ont déjà été étudiées dans tous leurs détails par Brinon, et que nous ne pourrions rien ajouter de plus à ce qui a été dit à leur sujet, mais nous n'écarterons pas celles qui tiennent aux autres annexes du rein, aux vaisseaux qui font en somme partie intégrante de cet organe.

Avant d'aborder directement l'étude de l'hydronéphrose dans les reins anormaux, nous ferons dans un premier chapitre un exposé succinct des différentes anomalies que peut présenter le rein ; dans un second, nous nous efforcerons de montrer le rôle de ces anomalies dans les hydronéphroses ; en troisième lieu, nous donnerons un aperçu de la symptomatologie si variable, du diagnostic si difficile de l'hydronéphrose dans les reins anormaux ; dans un dernier chapitre nous discuterons les indications des divers traitements qui peuvent lui être opposés.

C'est sous l'inspiration de M. le professeur agrégé Bérard que nous avons entrepris ce travail. Nous le remercions vivement de ses conseils et de sa bienveillance à notre égard.

M. le professeur de clinique chirurgicale Jaboulay nous fait le grand honneur de vouloir bien accepter la présidence de cette thèse, nous lui exprimons toute notre reconnaissance.

DE

L'HYDRONÉPHROSE

DANS LES

ANOMALIES CONGÉNITALES DU REIN

CHAPITRE PREMIER

DES ANOMALIES CONGÉNITALES DU REIN. OBSERVATIONS D'HYDRONÉPHROSE QUI S'Y RAPPORTENT.

Pour faire une description anatomique des différentes anomalies rénales le plus souvent rencontrées, nous nous sommes adressé aux divers traités d'anatomie descriptive, aux thèses de Chapuis et de Nurdin, aux travaux publiés dans les *Annales des maladies des organes génito-urinaires*, aux observations apportées à la Société anatomique de Paris.

Le rein peut présenter des anomalies quant à sa situation, quant à sa forme, quant à son nombre, quant à sa vascularisation.

1° ANOMALIES DE SITUATION DU REIN.

Le rein est couché normalement à la partie postérieure de l'abdomen, de chaque côté de la colonne vertébrale à la hauteur des deux dernières vertèbres dorsales et des deux ou trois premières lombaires ; le rein droit est ordinairement situé un peu plus bas que le gauche.

Toute situation anormale du rein est appelée ectopie ; elle entraîne naturellement un changement dans les rapports du rein. L'ectopie est dite congénitale lorsqu'elle est la suite d'un arrêt ou d'une déviation dans le développement du rein.

Nous savons que le rein se développe en trois stades ; dans le dernier qui est le définitif, l'uretère naît du canal de Wolff, sous la forme d'un bourgeon creux qui se dirige en haut. Le pédicule de ce bourgeon fournira l'uretère et sa partie supérieure engendre le rein. Lorsque l'uretère se trouve frappé d'inertie dans sa marche ascendante, l'ectopie congénitale du rein se trouve réalisée.

La situation du rein ectopique est en rapport avec l'endroit où l'uretère s'est arrêté dans son ascension. Là où remontera son extrémité supérieure, là sera la place assigné au rein.

Passons en revue les différentes situations que peut occuper le rein ectopique.

Il peut être situé tout entier au-dessus et en dehors des limites du petit bassin, au-devant de la colonne lombaire, au-dessous de la position normale, c'est la *forme abdominale* que nous trouverons dans les observations I et II.

Il peut être situé en partie seulement dans le petit bassin, son extrémité supérieure au-dessus du détroit supérieur, à cheval sur le promontoire ou sur la ligne innominée de l'os iliaque, c'est la *forme abdomino-pelvienne* (obs. III).

Il peut être inclus d'une façon totale dans le petit bassin, en avant ou en arrière du rectum, c'est la *forme pelvienne* dont nous n'avons pas d'exemple dans nos observations.

Le rein reste dans la moitié du corps qui lui était destinée, cependant il a souvent de la tendance à déborder du côté opposé, à droite, en général, puisque c'est presque toujours du côté gauche qu'il est ectopié.

Le volume, le poids, la forme du rein ectopique sont très variables ; la forme est souvent altérée.

Les moyens de fixité du rein ectopique résident en une capsule fibro-conjonctive qui le fait adhérer de toutes parts intimement aux os, aux aponévroses et aux organes avoisinants ; aussi le rein est-il fixe, non mobilisable, d'après Chapuis. Nurdin parle d'une atmosphère cellulo-adipeuse, qui entoure le rein anormal, pouvant présenter dans certains cas une densité et une résistance très grandes. Il n'en est pas moins vrai que, si le rein ectopique congénital se présente dans beaucoup de cas absolument figé dans sa position, il existe aussi des observations de mobilité de reins ectopiques. Delaforge, dans sa thèse de Paris 1901, en cite un cas ; la mobilité de ce rein anormal a même conduit le chirurgien à faire la néphrorraphie, à cause des douleurs qu'elle provoquait chez la malade. A son observation personnelle il joint celles de Munde et de Pasteau.

A côté de l'atmosphère cellulo-fibreuse qui entoure le rein, il y a encore comme moyens de fixité le péritoine et le pédicule vasculaire.

Il est rare que l'irrigation vasculaire du rein ectopié soit normale. Le nombre des artères est variable, il peut être considérable ; de plus, leur origine est sous la dépendance de la situation du rein; s'il est en ectopie abdominale, elles proviennent de l'aorte abdominale plus bas que normalement ; s'il est en ectopie abdomino-pelvienne de la sacrée moyenne, de l'artère iliaque primitive ou interne. Le rein ne reçoit pas les vaisseaux par un point unique, mais souvent ils le pénètrent par ses pôles, par sa face postérieure, par un point quelconque de sa superficie Cette multiplicité des vaisseaux s'explique par la migration ascensionnelle du rein, le mettant sous la dépendance de districts vasculaires successifs et différents.

A présent que nous connaissons les caractères anatomiques du rein en ectopie congénitale, comparons ce dernier au rein flottant ou mobile, et énumérons brièvement les caractères différentiels :

Le rein accidentellement déplacé est plus ou moins mobile; s'il venait à être fixé plus tard, l'on verrait à l'autopsie les traces d'une inflammation. Sa forme est normale.

Le rein congénitalement ectopié est fixé dans sa position en l'absence de tout travail inflammatoire. Sa forme est souvent altérée.

Les artères du rein mobile sont le plus souvent uniques, leur origine est celle du rein normalement situé : de plus, les artères et les veines subissent un allongement d'autant plus considérable que le rein s'éloigne davantage de la loge rénale ; l'uretère a sa longueur habituelle, mais n'étant plus tendu entre le bassinet et la vessie, il présente des coudures et des inflexions variées. L'uretère du rein en ectopie congénitale est plus court, et d'autant plus court que le rein est fixé plus bas.

Il résulte de cet exposé qu'il semble exister une grande différence entre le rein congénitalement déplacé et le rein mobile ordinaire. Il faut faire remarquer que nous avons fait l'étude des cas extrêmes de chacune de ces deux catégories, entre lesquels il existe pourtant des cas intermédiaires. Dans son développement, dans son ascension le rein peut prendre une situation intermédiaire entre le rein ectopié et le rein normal; sa conformation tiendra alors des deux à la fois. Aussi voit-on, dans certains cas de rein mobile ordinaire, les vaisseaux présenter des dispositions congénitalement anormales, l'artère rénale naître plus bas qu'à l'état normal, comme dans le rein en ectopie congénitale.

Les anomalies vasculaires peuvent, du reste, se trouver dans le rein du côté opposé à celui qui est mobile; c'est ainsi que dans le cas de Glantenay et de Gosset, la veine rénale gauche passait en arrière de l'aorte et non au-devant de cette artère, comme à l'état normal. Dans une observation de Harvey Reed, il existait à la fois, d'un côté un rein mobile ordinaire, développé à la suite d'un léger traumatisme et, de l'autre côté un rein pelvien congénitalement déplacé avec anomalies artérielles. Albarran cite des cas de reins flottants congénitaux, formant, semble-t-il, trait d'union entre les reins mobiles et les reins ectopiés congénitalement.

La différence entre ces deux catégories n'est donc pas aussi grande qu'on aurait pu le croire. Aussi la rareté des observations d'ectopie congénitale et d'hydronéphrose dans l'ectopie congénitale du rein peut s'expliquer par ce fait que les cas extrêmes seuls ont attiré l'attention à l'autopsie et qu'ils ont été les seuls publiés.

Bien des observations d'hydronéphrose dans les reins ectopiés congénitalement ont été placées à faux dans la catégorie des hydronéphroses de reins mobiles, eu égard à l'opinion longtemps admise, qu'il n'y a pas de mobilité possible dans un rein en ectopie congénitale.

Observations d'hydronéphrose dans des reins en ectopie congénitale.

OBSERVATION I

(Publiée par M. le professeur agrégé Bérard, chirurgien des hôpit. de Lyon, dans la *Province médicale*, 8 juin 1891.)

Hydronéphrose fermée dans un rein en ectopie lombo-iliaque. — Néphrectomie transpéritonéale avec cloisonnement du péritoine.

Rosalie D..., âgée de cinquante-sept ans, entre à la salle Sainte-Marguerite dans le service de M. Auguste Pollosson, que M. le Dr Bérard, chirurgien des hôpitaux, professeur agrégé, avait l'honneur de suppléer, le 1er mai 1901. Elle y est adressée par deux médecins qui l'ont successivement examinée et qui ont diagnostiqué : l'un une tumeur kystique de l'ovaire avec fibrome utérin, l'autre un kyste multiloculaire de l'ovaire.

Pas d'antécédents pathologiques spéciaux ; réglée à seize ans normalement, cette femme a eu quatre enfants à terme, ménopause à cinquante-trois ans.

A la suite de son premier accouchement, il y a vingt et un ans, elle découvrit par hasard dans la fosse iliaque gauche une grosseur mobile, indolore, du volume du poing, qui s'était révélée seulement par une pesanteur du côté correspondant. Un médecin consulté rassura la malade, sans lui dire de quoi il s'agissait ; elle eut bientôt son attention détournée de cet incident et, comme elle ne souffrit pas pendant de longues années, elle ne songea même plus à constater la persistance de cette grosseur.

Vers la ménopause elle eut des métrorragies peu abondantes avec quelques troubles nerveux passagers, névralgies, céphalées.

Jamais elle ne ressentit de douleurs dans le ventre, ni dans les reins, jamais elle n'eut la sensation d'un organe mobile se déplaçant dans l'abdomen pendant les efforts.

Les fonctions urinaires se sont toujours accomplies normalement, sans alternative de rétention douloureuse et de débâcle, l'interrogatoire dirigé dans ce sens n'a donné que des renseignements négatifs.

Il y a dix mois, cette femme vit réapparaître dans la fosse iliaque gauche son ancienne grosseur, qui augmenta progressivement de volume depuis sans déterminer de troubles notables. Cependant, il y a huit mois, elle fut prise brusquement de violentes coliques avec diarrhée, de frissons ; elle resta plusieurs jours anorexique, sans météorisme, sans augmentation de la sensibilité abdominale.

Ces accidents ne furent pas suivis d'une crise urinaire. Et, depuis ce moment, les troubles fonctionnels ont toujours été légers ; la malade veut se faire opérer uniquement dans la crainte de voir grossir démesurément sa tumeur

A l'examen, on constate que l'abdomen est augmenté de volume asymétriquement, avec une saillie notable dans le flanc et dans la fosse iliaque gauche.

La palpation fait percevoir une tumeur située nettement à gauche de la ligne médiane, s'arrêtant à trois travers de doigt du rebord des fausses côtes, et plongeant dans la fosse iliaque gauche où on la perd. Elle est relativement mobile sur les plans profonds, comme si elle tenait au ligament large par un pédicule assez long; elle paraît également fixée au voisinage du promontoire. Les téguments glissent à sa surface sans contracter avec elle aucune adhérence; ils sont normaux de coloration et d'aspect.

La consistance de cette masse est rénitente; la fluctuation s'obtient facilement au point le plus saillant. La surface en paraît assez irrégulière et bosselée, comme s'il s'agissait d'un kyste multiloculaire, dont une des poches a pris un développement excessif. Rien dans les contours ne rappelle la forme de quelque organe.

La percussion révèle de la sonorité en bas et à gauche de la tumeur; seule la partie moyenne la plus saillante est submate plutôt que mate.

Au toucher vaginal, l'utérus est perçu, de volume normal, un peu abaissé et en rétroflexion; la tumeur ne lui communique pas ses déplacements. Les culs-de-sac sont libres. Il n'y a pas d'ascite, pas de signes de compression de la vessie, du rectum, ni des autres organes pelviens, pas d'œdème des membres inférieurs.

Pas d'amaigrissement notable. Pas de température.

Cet ensemble de symptômes fait circonscire le diagnostic entre un kyste de l'ovaire et une tumeur kystique du rein, après avoir écarté l'idée d'un kyste du pancréas à cause du siège trop latéral et de l'absence absolue de troubles digestifs. Le ballottement rénal est cherché en vain.

Seule la sonorité antérieure pourraît appartenir au symptôme rénal; encore cette sonorité n'est-elle que relative et manque-t-elle tout à fait en avant, comme dans certains kystes de l'ovaire partiellement inclus dans le ligament large.

D'autre part, la malade n'a jamais accusé aucun trouble urinaire. La crise douloureuse unique d'il y a huit mois a peut-être eu les caractères de l'étranglement hydronéphrotique, mais la malade est peu précise sur ce point.

L'examen des urines ne révèle pas d'albumine ni d'autre altération dans la composition chimique. Enfin le siège de la tumeur a été nettement iliaque au début et, actuellement, il est encore bien plutôt iliaque que lombaire. Aussi, tout en faisant des réserves pour une tumeur kystique du rein, après un examen prolongé pendant quelques jours, M. Bérard conclut plutôt à un kyste multiloculaire de l'ovaire.

4 mai. — M. Bérard pratique une laparotomie médiane sous-ombilicale, qui le conduit sur une tumeur kystique rétropéritonéale. Pour l'aborder commodément, M. Bérard agrandit son incision jusqu'à deux travers de doigt au-dessous de l'ombilic.

A ce moment encore, il n'est pas possible de préciser l'origine exacte de la tumeur, dont la poche excessivement mince, presque transparente, est bridée par quelques vaisseaux qui déterminent la lobulation grossière perçue au palper.

Après incision du revêtement péritonéal, M. Bérard amorce la décortication et une ponction au gros trocart évacue environ 2 litres de liquide comparable à de l'eau de roche. La décortication est alors reprise; elle nécessite une hémostase assez soignée de divers rameaux vasculaires, sans qu'à aucun moment donné on retrouve une disposition des vaisseaux qui rappelle le hile d'un organe. Ce n'est que lorsque la libération est aux trois quarts faite que la poche, mince jusque-là comme une feuille de fort papier, s'épaissit et prend les caractères du tissu rénal. L'ablation se termine sans incident. Quand elle est finie, M. Bérard tamponne avec quelques mèches de gaze la cavité laissée vide, qui s'enfonce à gauche du promontoire vers la crête iliaque gauche et il suture, au péritoine des lèvres de la plaie, le péritoine de cette cavité, de façon à l'isoler de la grande séreuse, suivant le procédé de Terrier, Condamin et Villard; suture de la paroi à trois plans.

Les suites de l'intervention furent très simples.

Le premier jour il y eut 800 grammes d'urine, avec 27 grammes d'urée par litre, 1 gr. 42 d'acide phosphorique et des traces d'albumine.

Les jours suivants, grâce à quelques injections de sérum artificiel, la quantité des urines atteignit 1200, puis 1500 et 1800 grammes. Les mèches du tamponnement furent retirées au huitième jour.

30 mai. — La malade peut être considérée comme guérie. (Depuis plus d'un an la guérison s'est maintenue parfaite.)

L'examen de la pièce révéla les particularités suivantes :

Tout le bassinet est uniformément dilaté en une poche considérable, à parois très minces, de 2 à 3 millimètres.

La substance rénale, qui coiffe cette poche comme un cimier, est également distendue et réduite, suivant les points, à une épaisseur de 3 à 5 millimètres. En face de chaque papille se trouve un demi-cloisonnement, auquel correspondent des contours extérieurs du rein vaguement lobulé. *Aux deux pôles de l'organe aminci aboutissent des vaisseaux* unis lâchement les uns aux autres par du tissu lamelleux, et dont le diamètre n'excède pas celui d'une plume de corbeau.

L'uretère, retrouvé assez difficilement vers le cul-de-sac inférieur du bassinet, est également diminué de volume, aplati, sclérosé, comme s'il était depuis longtemps hors d'usage.

A la coupe macroscopique du rein, il est difficile de distinguer la substance médullaire de la substance corticale dans le parenchyme anémié et un peu grisâtre. Les fragments prélevés et examinés histologiquement par M. le professeur agrégé Paviot, avaient l'aspect suivant :

« L'organe est envahi par une sclérose intense. Ce qui frappe dans toutes les coupes, c'est le tissu conjonctif dense qui les infiltre, semé çà et là soit de glomérules conjonctifs hyaliens, soit de quelques tubes à épithélium bas, On ne retrouve de traces de tubes contournés que sous forme de rares îlots, où les tubes sont fortement dilatés. Çà et là des amas de cellules plus jeunes dans ce tissu de sclérose témoignent de sa pleine évolution actuelle. Les deux substances corticale et médullaire paraissent également altérées. Les artères et les artérioles sont toutes fortement frappées d'endartérite. »

En résumé, le bassinet était transformé en un sac aminci et bosselé, suivant le degré de distension variable de ses parties, et encerclé çà et là par les vaisseaux.

Le rein était distendu et scléreux, l'uretère aplati et oblitéré.

M. Bérard, fait suivre dans la *Province médicale* cette observation des réflexions suivantes :

1° L'hydronéphrose s'était développée dans un rein en ectopie lombo-iliaque. La loge fibro-séreuse, qui contenait l'organe, s'étendait à gauche des deux dernières vertèbres lombaires et, du promontoire sur la crête iliaque et sur la portion la plus élevée de la fosse iliaque gauche.

S'agissait-il d'un rein mobile, secondairement fixé dans cette situation ou d'un rein congénitalement ectopié ?

Ce qui doit faire croire ici à une ectopie primitive c'est que, pendant vingt ans, le rein à été constaté dans la fosse iliaque gauche, sans qu'il y déterminât d'accidents; en outre, *les vaisseaux étaient disséminés autour de l'organe en plusieurs pédicules et non réunis au voisinage du hile.* Enfin, le rein mobile est exceptionnel à gauche, quand le rein droit est resté dans sa loge comme c'était le cas ici.

2° Du fait de cette situation anormale du sac hydronéphrotique et en l'absence de tout passé urinaire il avait été impossible, d'après les données de l'examen physique, de préciser la nature rénale de la tumeur et de ne pas confondre cette dernière avec un kyste de l'ovaire ; seul l'examen cystoscopique eût pu lever les doutes en montrant que pas une goutte d'urine ne sortait par l'orifice urétéral gauche.

De même, le cathétérisme de cet uretère eût décelé son imperméabilité et l'impossibilité de pénétrer dans la cavité de cette hydronéphrose fermée.

3° Le diagnostic eût-il été posé, notre conduite opératoire eût été nécessairement la même. Toute tentative de conservation était, par avance, condamnée à l'insuccès ; la poche du bassinet était trop amincie, les parois de l'uretère trop aplaties et son volume trop restreint pour se prêter à une autoplastie ou à une néoimplantation. En outre, durant toute l'opération, l'uretère échappa aux investigations ; il se trouvait enfoui à la partie la plus profonde du sac pyélique et coudé en même temps qu'aplati par le pôle inférieur de ce sac. On ne le reconnut que la pièce en main.

Enfin si Guyon et Albarran ont pu montrer que dans beaucoup d'hydronéphroses, le rôle sécrétoire du parenchyme rénal est peu diminué lorsqu'on a rétabli la perméabilité des voies d'excrétion, sans doute il s'agissait de poches plus réduites et de reins moins altérés que celui de notre malade ; l'examen histologique a décelé pour cette dernière des lésions de sclérose incompatibles avec un fonctionnement même relatif de la glande.

4° Enfin, au point de vue de la technique opératoire, il semble que la voie transpéritonéale était la plus directe et la plus sûre pour pratiquer la néphrectomie. En effet, la tumeur venait faire saillie au voisinage de l'ombilic. Elle avait décollé au minimum le péritoine iliaque, et il eût fallu un travail délicat et prolongé de clivage pour utiliser la voie parapéritonéale.

OBSERVATION II

Publiée dans le *Journal des Praticiens,* 14 janvier 1899
par M. le Dr *Schwartz.*

La malade est une jeune fille de vingt ans, entrée dans mon service le 26 mai 1898. Elle est bien bâtie, élancée, pâle, amaigrie par les souffrances, présentant au premier abord l'habitus d'une bacillaire. Elle n'est plus réglée depuis quelques mois.

Ses antécédents héréditaires ne sont pas brillants. Son père a succombé à un carcinome de l'estomac, sa mère est morte de tuberculose pulmonaire ; elle a un frère de vingt-trois ans bien portant.

Ses antécédents personnels sont les suivants : elle a eu une pleurésie droite il y a cinq ans, et a continué à tousser un peu depuis, surtout l'hiver dernier ; en janvier 1897, elle a eu une hématémèse à la suite de douleurs épigastriques, puis du melœna. Elle fut mise au régime lacté, et soignée pour un ulcère gastrique.

Il y a un an, en avril 1899, elle a été prise d'une douleur très vive dans le flanc droit et, rapidement, est apparue la tumeur qui existe actuellement et qui a gardé à peu près son volume initial.

Jamais elle n'a eu d'hématurie, jamais de paroxysme douloureux pour uriner, aucun trouble des urines.

Elle ressent depuis une douleur continue à droite, qui s'exaspère surtout par la fatigue ; de plus, ses urines diminuent de quantité, elle ne mange pas et s'affaiblit de plus en plus.

La paroi abdominale découverte paraît soulevée à droite et au-dessus de l'arcade crurale sur une ligne réunissant l'ombilic à l'épine iliaque antéro-supérieure par une voussure sans changement de couleur de la peau, sans dilatation veineuse.

La palpation délimite une tumeur liquide du volume d'une petite tête de fœtus, globuleuse, cependant un peu plus large que haute, elle est nettement fluctuante, un peu mobile transversalement, mais non verticalement : il est impossible de la réduire.

Le palper bimanuel permet de la saisir entre la main lombaire et la main abdominale et de la mobiliser d'arrière en avant.

Elle est mate à la percussion partout, sans zone de sonorité limitée nulle part. La palpation de la région lombaire droite ne permet pas de sentir le rein droit à sa place normale.

Tous ces signes nous firent penser qu'il s'agissait peut-être d'une ectopie rénale avec hydronéphrose ou pyonéphrose tuberculeuse.

L'examen de la sécrétion urinaire nous montre une oligurie persistante. La quantité d'urine en vingt-quatre heures n'est que de 500 centimètres cubes, contenant de 10 à 15 grammes d'urée; il n'y a pas d'albumine, pas trace de pus. L'absence de pus est plutôt en faveur d'une hydronéphrose dans un rein en ectopie.

Les deux jours qui précèdent l'intervention, l'état général périclite encore; la quantité d'urine émise descend à 300 grammes, et même à 250 grammes.

Devant cette tumeur liquide peu mobile, nullement réductible et qui a toujours progressé, notre plan opératoire fut le suivant : laparotomie antérieure latérale le long du bord externe du grand droit à droite; par cette incision explorer le rein gauche; si celui-ci est trouvé normal, ablation de la poche hydronéphrotique, surtout si le tissu rénal est très altéré.

Si le rein gauche paraît lui-même malade, attirer la poche à la plaie abdominale et la drainer après incision, après s'être assuré de la perméabilité uretérale, si toutefois il s'agit d'une dilatation sacciforme du bassinet et des calices.

Opération le 2 juin 1898. Chloroformisation. Laparotomie latérale droite. On examine aussitôt le rein gauche, qui paraît absolument normal, peut-être un peu augmenté de volume. Les anses intestinales étant refoulées, le côlon descendant et le cæcum repoussés à droite, on constate nettement que la tumeur est recouverte par le feuillet postérieur du péritoine, que c'est le rein droit placé transversalement, le hile presque en haut, l'uretère venant se réfléchir presque à angle droit et se souder sur le pôle inférieur de la tumeur, il est tout à fait impossible de la mobiliser vers le haut, elle se déplace un peu latéralement. Ponction avec un trocart, et issue de 500 grammes de liquide clair, légèrement teinté, limpide.

Décortication de la poche qui est mince et bien un peu plus épaisse en haut; on arrive sur le pédicule formé par l'uretère et les vaisseaux rénaux. Ces derniers sont coupés après placement d'une forte ligature double ; l'uretère est suivi très bas, et après ligature sectionnée au thermocautère. La loge dans laquelle se trouvait le rein est refermée, et une petite mèche de gaze iodoformée en part pour sortir par la partie inférieure de la plaie abdominale. Suture de la paroi à trois plans.

Les suites ont été absolument normales.

Ce qu'il y a de plus remarquable, c'est à partir de la néphrectomie transpéritonéale, la courbe de la quantité des urines en vingt-quatre heures. Dès le soir du premier jour, elles étaient de 750 centimètres cubes, et restent à ce taux pendant les sept premiers jours pour aller ensuite à 1000 et 1100 centimètres cubes le huitième et le dixième jour. Elles sont de 1200 à 1300 grammes, taux normal des urines en vingt-quatre heures, à la sortie de la malade. La pièce enlevée a été examinée : il s'agit bien d'une hydronéphrose avec uretère perméable, lorsqu'il a été découdé ; le bassinet est très dilaté, les calices le sont aussi. Il n'y a presque plus de substance rénale à la partie inférieure ; le pôle supérieur, comme le démontrent les préparations qu'a bien voulu faire M. le professeur Cornil, contient encore en abondance du tissu rénal pouvant sécréter en assez grande quantité.

M. Schwartz discute ensuite la pathogénie de l'affection. Il y a à se demander, dit-il, s'il ne s'agit pas d'une ectopie congénitale du rein sur laquelle se serait greffée l'hydronéphrose. Ce qui semblerait justifier cette manière de voir, c'est *la fixité de l'organe ectopié, alors qu'il n'y avait aucune trace d'inflammation* dans la région en question. Les reins, ectopiés secondairement, sont ordinairement des reins mobiles et leur mobilité est souvent d'autant plus grande que l'ectopie est plus avancée ; les reins en ectopie iliaque abdominale sont ordinairement très mobiles, et ils se laissent presque toujours refouler et loger dans la loge qu'ils ont occupée avant leur déplacement. Chez cette malade, rien de semblable, de telle sorte qu'il est vraiment permis de se demander s'il ne s'agissait pas chez elle d'un vice de conformation.

OBSERVATION III

(De M. le professeur Fochier, relatée dans le *Bulletin de Société de Chirurgie de Lyon*, 1900.)

Il s'agit d'une fillette de quatre ans, dont le ventre avait toujours été gros au dire des parents, mais qui avait grossi surtout depuis décembre 1899. A ce moment, à l'occasion de douleurs abdominales, un médecin avait constaté la tumeur et pensé à une péritonite tuberculeuse. La tumeur ne fit que grossir et, au moment de l'examen de M. le professeur Fochier, en juin, elle distendait l'abdomen. Elle était constituée manifestement par une poche liquide saillante, peu étalée, tout au moins, nettement limitée en haut par une zone sonore à concavité inférieure. La sonorité descendait plus bas à gauche qu'à droite.

La tumeur paraissait plonger dans le bassin. Tous ces signes étaient en faveur d'un kyste de l'ovaire. Mais en haut et à gauche, on voyait se dessiner une anse intestinale rectiligne à direction transversale paraissant se perdre sous les fausses côtes gauches, et présentant des renflements, ce qui rendait incontestable la présence du gros intestin, et ce qui ne pouvait être que le côlon transverse. Cette anse était nettement adhérente à la poche liquide. Comment expliquer l'adhérence au côlon transverse d'un kyste de l'ovaire, sans avoir donné lieu à des douleurs appréciables?

Une ascite enkystée devenait de ce fait probable.

Dans tous les cas, le diagnostic restait hésitant. Les parents attendirent le mois d'octobre pour se décider à la laparotomie.

Le pourtour abdominal avait subi des fluctuations insignifiantes, 3 centimètres au plus.

Une incision de 7 centimètres fut faite à égale distance de l'ombilic et des pubis. Le péritoine ouvert, M. Fochier vit au-devant de la tumeur, étalée sur la paroi, une trompe à direction oblique de haut en bas et de gauche à droite, dont le pavillon était en haut, bien à gauche de la ligne médiane. M. Fochier pensa alors à un kyste du parovaire gauche. La ponction donna un écoulement de 4 à 5 litres d'un liquide non teinté et ne fit que le confirmer dans son diagnostic. Mais la poche évacuée et une incision faite au péritoine pour le détacher du ligament large, il vit qu'il était dans le ligament large droit, et il disséqua la poche jusqu'au bord droit de l'utérus. Le pôle inférieur de la poche une fois libéré, il continua la décortication dans la fosse iliaque droite et arriva ainsi au niveau de la crête iliaque. A ce moment, M. Fochier trouva l'uretère non dilaté s'abouchant dans la poche.

Le diagnostic d'hydronéphrose était certain. D'ailleurs, le rein étalé apparut alors sur le côté externe de la poche, descendant jusqu'au-dessous de la crête iliaque ; il présentait 12 centimètres au moins de hauteur. M. Fochier put, sans agrandir l'incision, détacher le pôle supérieur qui ne remontait pas très haut et lier le paquet vasculaire. L'incision péritonéale postérieure avait dû être agrandie et longeait le cæcum et le côlon ascendant qu étaient descendus par le fait de l'évacuation de la poche. C'étaient le cæcum et le côlon ascendant qui, adhérents en haut à la tumeur, avaient été pris pour le côlon transverse. M. Fochier enleva la trompe et l'ovaire droits, trop isolés pour ne pas pouvoir devenir la cause de douleurs à la puberté. Il ferma la loge postérieure, puis la paroi. La malade eut des hématémèses peu abondantes, mais inquiétantes pendant trente-six heures, mais tout se passa très bien du côté de l'abdomen et de la sécrétion urinaire. L'hydronéphrose était sans doute la conséquence d'un abaissement congénital du rein au niveau de l'abouchement de l'uretère dans la poche, il n'y avait ni valvule, ni rétrécissement.

Dans la discussion de la pathogénie de cette hydronéphrose qui eut lieu à la séance du 8 novembre 1900 de la Société de chirurgie de Lyon, M. le professeur

Fochier croit à un développement sous-péritonéal de l'hydronéphrose ; cette tumeur bridée par les deux fascias périrénaux est obligée de cheminer dans la fosse iliaque et dans l'excavation pelvienne ; elle a refoulé en haut les portions de l'intestin fixées anatomiquement dans la fosse iliaque droite ; elle se conduit en somme comme certaines tumeurs des ligaments larges, mais en suivant tout d'abord au moins une marche inverse en descendant au lieu de monter.

M. Villard se demande si le rein n'était pas en ectopie congénitale ; en se déplaçant aussi bas que l'a vu M. Fochier, le rein aurait provoqué une coudure constatable de l'uretère.

Pour M. Condamin, l'ectopie congénitale expliquerait le large décollement du ligament large, du péritoine adjacent et le déjettement en haut des intestins du voisinage.

Nous nous rallions à l'idée de MM. Villard et Condamin, car l'hydronéphrose dans un rein normal a pour habitude de déjeter en dehors ou en dedans la portion du gros intestin qui l'avoisine, soit cæcum et côlon ascendant, soit le côlon descendant. Nous pensons que le cæcum n'occupait pas sa place normale dès la naissance, car le rein droit en ectopie iliaque congénitale s'accompagne très souvent d'un déplacement des organes voisins, tel le cæcum. La trompe présentait aussi une direction anormale, et cette anomalie vient comme prêter appui à l'opinion que nous émettons sur la congénitalité de l'ectopie de ce rein.

2° ANOMALIES DANS LA FORME DU REIN ET DANS LE NOMBRE

Tantôt il n'existe qu'un rein siégeant à droite ou a gauche, occupant la position habituelle, ou plus ou moins déplacé, présentant une conformation à peu près normale et souvent de volume plus considérable que la moyenne, ce qui n'est pas malaisé à comprendre, puisqu'il fonctionne pour le compté de deux.

Il peut présenter un ou deux bassinets, un ou deux uretères; dans nos observations, il n'y a qu'un bassinet et qu'un uretère.

Tantôt les deux reins sont fusionnés, et on trouve alors un organe ovoïde ou semi-lunaire, en fer à cheval, situé au-devant de la colonne vertébrale, à une hauteur très variable. De ce rein unique qui semble résulter de la soudure de deux reins primitifs partent le plus souvent deux uretères qui se dirigent vers la vessie. C'est ce double hile et ce double uretère qui permettent d'établir la dualité réelle de l'organe. Dans le rein en fer à cheval, la soudure s'est faite généralement par en bas, la concavité étant tournée en haut, c'est le cas de nos observations d'hydronéphrose dans les reins en fer à cheval ; elle peut aussi se faire par en haut, la concavité regarde alors en bas.

Dans des cas beaucoup plus rarés, les deux reins se fusionnent à la fois par leur extrémité supérieure et par leur extrémité inférieure, constituant ainsi le rein annulaire.

Parfois ces reins fusionnés n'ont qu'un canal excréteur.

Les reins uniques ou en fer à cheval présentent très

souvent des anomalies vasculaires; elles consistent en la multiplicité des artères, qui les irriguent.

Observations d'hydronéphrose dans des reins en fer à cheval.

OBSERVATION IV

(Du professeur Socin de Bâle.)

Néphrectomie pour un rein en fer à cheval dont l'une des moitiés étaient atteinte d'hydronéphrose.

La malade qui fait le sujet de l'observation est âgée de quarante-sept ans.

Vers l'âge de dix-sept ans elle fut prise environ tous les mois, sans rapport cependant avec la menstruation, de coliques violentes qui avaient pour point de départ une région circonscrite de l'hypocondre droit et persistaient quelques heures. Trois ans plus tard elle découvrit pendant les accès une tumeur sensible à la pression, dure, mobile, grosse à peu près comme un œuf dans la région droite du bas ventre ; après quelques heures de repos au lit, la tumeur disparaissait pour réapparaître à l'accès suivant. Cet état persista sans grands changements jusqu'à la ménopause. A partir de ce moment, les accès devinrent plus fréquents et plus forts, la tumeur intermittente augmenta de volume jusqu'à acquérir la grosseur d'une tête d'homme. Dans le courant de janvier 1888, elle fit deux apparitions, dont la première dura neuf jours, la seconde deux seulement. Le 16 mars, elle se développa de nouveau au milieu de douleurs violentes et de vomissements répétés et cette fois persista. La malade se plaint de douleurs sourdes, ininterrompues, est incapable de tout travail et doit garder le lit.

Voici ce que l'examen de l'abdomen permet de constater :

L'hypochondre droit est le siège d'une tumeur arrondie, grosse comme une tête d'enfant, vaguement fluctuante, un peu mobile dans le sens transversal. Ses limites sont en dedans la ligne blanche, en dehors une verticale abaissée du mamelon, en haut une ligne horizontale passant à un travers de doigt au-dessous des côtes ; sa limite inférieure est à trois travers de doigt au-dessous du niveau de l'ombilic.

La percussion donne un son mat, uniforme, sur toute l'étendue de la tumeur, tympanique clair au pourtour, mais surtout il existe entre la matité du foie et celle de la tumeur une zone tympanique large de trois doigts.

L'examen des régions lombaires ne fournit que des renseignements obscurs ; des deux côtés la percussion ne décèle pas nettement la matité normale des reins, par la pression bimanuelle la main appliquée sur la tumeur en avant transmet un choc très obscur au doigt placé dans l'angle que forment les dernières côtes avec la colonne vertébrale.

Du côté du petit bassin on ne trouve rien.

Les urines sont normales en quantité et en qualité ; la malade n'aurait jamais rien remarqué de particulier de ce côté.

Le professeur Socin hésita entre un kyste d'origine indéterminable formé au dépens de l'épiploon, du pancréas, et une hydronéphrose. Ce dernier diagnostic lui parut même plus vraisemblable, et il expliquait le siège inaccoutumé de la tumeur vers la ligne médiane et en avant, ainsi que l'absence de contact lombaire par un déplacement du rein malade.

Sur le désir de la patiente, il fait le 26 avril une incision exploratrice le long du muscle droit de l'abdomen, met à nu sur une étendue restreinte la poche encadrée par le côlon, et extrait par la ponction avec l'aspirateur de Katsch environ 500 grammes d'un liquide tout à fait analogue à l'urine par sa coloration et son odeur. Vers le bord inférieur de la tumeur apparaît maintenant un bourrelet sombre, qui semble être du tissu rénal aplati.

Ainsi il s'agit bien d'une hydronéphrose et probablement d'une hydronéphrose dans un rein de siége anormal.

Néanmoins Socin ne peut se résoudre à l'extirpation, car il existe encore une masse importante de tissu rénal en apparence sain et on peut espérer désobstruer l'uretère. Il établit donc une fistule entre le bassinet dilaté et la plaie abdominale. Le doigt introduit alors par l'orifice fistuleux perçoit les calices élargis et au fond de ces calices les papilles aplaties ; par contre il est impossible de trouver l'embouchure de l'uretère.

Les suites furent des plus simples ; l'urine évacuée par l'urètre fut reconnue normale, en quantité et en qualité, mais la fistule donna issue à partir du quatrième jour, à une urine abondante et trouble, dont l'examen dénonça de la néphrite parenchymateuse, doublée de pyélite suppurée.

La malade réclama une guérison radicale.

Socin, se basant sur la suppléance parfaite du rein gauche, y consentit et procéda à l'opération le 12 mai par la voie abdominale.

Nous ne suivrons pas Socin dans tous les détails de l'opération, les adhérences furent détachées et sectionnées plus ou moins péniblement ; on lia le pédicule vasculaire, et il ne restait plus guère qu'à libérer l'extrémité inférieure du rein malade.

C'est alors que l'on s'aperçoit de la disposition suivante :

Cette extrémité inférieure se prolonge par une sorte de pont haut de 4 centimètres, épais de 2, qui passe transversalement au-devant de la veine cave et de l'aorte abdominale et va se confondre avec l'extrémité inférieure du rein gauche. En un mot, on se trouve en présence d'un rein en fer à cheval.

Socin, un instant dérouté, s'assure par une palpation attentive que l'isthme adhère seulement d'une façon lâche aux gros vaisseaux, et se décide à sectionner au thermocautère. Cinq ligatures pratiquées ensuite sur la surface de la brûlure suffisent à compléter l'hémostase, puis le moignon est recouvert avec les lambeaux de la capsule suturés entre eux. L'opération est terminée par un drainage abdomino-lombaire.

Les suites opératoires furent excellentes.

L'urine renferma le premier jour un peu d'albumine et d'hémoglobine, mais ne tarda pas à redevenir normale.

Le drain raccourci le cinquième jour, fut enlevé le dixième, la malade se levait au bout de la seconde semaine et sortait complètement guérie vingt-cinq jours après la seconde opération.

Elle fut revue quatre mois après, en octobre 1888, elle avait pris de l'embonpoint, des couleurs, et était capable de travailler, dit-elle, comme cela ne lui était pas arrivé depuis des années.

L'observation de M. le professeur de Socin n'est pas complète en ce sens que l'examen de l'uretère de la portion du rein enlevée n'a pas été fait. Il aurait pu nous donner la clef de la pathogénie et du mécanisme de cette rétention rénale. Pourtant, il est permis de croire que la courbure normale de l'uretère des reins en fer à cheval a été exagérée dans le cas particulier et la cause de cette exagération réside probablement dans la mobilité de ce rein, constatée par la malade principalement du côté de l'hypocondre et du flanc droit.

OBSERVATION V

De Braun (cas cité dans le *Jahrbücher*, 1890).

Rein en fer à cheval. Tentative de néphrectomie de la moitié dégénérée. Mort par hémorragie veineuse.

OBSERVATION VI

(Hauser, interne des hôpitaux, *Bull. de Société anatomique*, 1898.)

Rein en fer à cheval avec anomalies vasculaires et dilatation des bassinets.

Nous avons recueilli à l'autopsie d'une femme âgée de cinquante-trois ans un bel exemple de rein unique en fer à cheval.

Vue par sa face antérieure, la masse rénale présente à peu près une disposition symétrique, c'est-à-dire deux portions longitudinales reliées par une partie transversale.

La forme est celle d'un fer à cheval à concavité supérieure.

Les deux portions longitudinales ont à peu près chacune les dimensions et l'orientation d'un rein normal dont elles occupent le siège habituel. On y voit une tendance à la lobulation. Leur extrémité inférieure se délimite très nettement par un sillon assez profond, surtout à droite.

La masse intermédiaire forme une bande assez épaisse et haute de 4 centimètres, située en avant de la colonne vertébrale ; elle est elle même divisée en deux par un sillon médian profond, en sorte qu'une ligne verticale passant par ce sillon et l'axe des vaisseaux divise la masse rénale en deux portions symétriques.

La face postérieure est aplatie et ne présente aucune trace de sillon.

Comme il arrive souvent en pareil cas, les artères rénales présentent aussi des anomalies. Elles naissent des parties latérales de l'aorte au niveau de l'extrémité supérieure des reins.

A droite, elles sont au nombre de deux, naissant séparément de l'aorte. L'une se porte directement à la partie inférieure du hile, l'autre se divise en trois branches, qui se distribuent à la partie supérieure. A gauche, elles sont au nombre de trois.

Sur le bord supérieur de la portion transversale court un tronc artériel, dont nous n'avons pu déterminer l'origine, et qui se distribue à la portion inférieure des deux reins et à la portion transversale.

La disposition des veines s'écarte peu de celle qu'on rencontre d'ordinaire.

Les bassinets se présentent à première vue comme des poches de la forme et du volume d'un petit œuf, appendues par une de leurs extrémités à la partie inférieure du bord interne de chacune des portions longitudinales, et se terminant par une extrémité rétrécie avec l'uretère au niveau du bord inférieur du segment horizontal. Il s'étend donc à peu près verticalement sur une longueur de 4 1/2 à 5 centimètres en passant sur la face antérieure de la portion intermédiaire du rein. Distendu par l'urine, il semble être d'une contenance d'environ 30 centimètres cubes.

La disposition est à peu près symétrique, bien que le bassinet soit un peu moins développé à gauche.

Le reste du trajet des uretères est normal. Ils s'ouvrent séparément dans la vessie, à leur point d'abouchement ordinaire.

Aucune cause de compression dans le petit bassin.

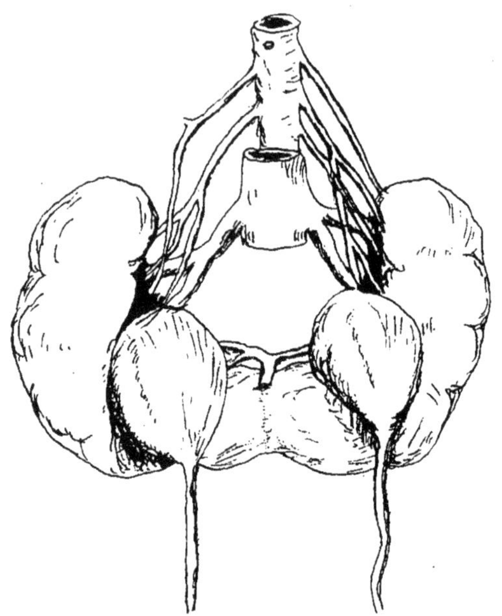

D'après Hauser

Cette dilatation des bassinets tient à la difficulté éprouvée par l'urine à s'échapper du réservoir pyélique ; elle est commandée par l'aplatissement de l'uretère, qui à sa sortie du bassinet se réfléchit sur la portion intermédiaire aux deux reins, comme une corde de violon sur le chevalet de l'instrument. Nous sommes bien ici en présence d'hydronéphroses de cause congénitale, passées inaperçues de la malade.

Observations d'hydronéphrose dans un rein unique.

OBSERVATION VII

(Cohn, publiée dans la *Deutsche medicinische Wochenschrift*, 1889.)

Un cas rare d'hydronéphrose.

La patiente, âgée de trente ans, a eu un enfant, un avortement.

En octobre 1886, elle ressentit une vive douleur au niveau de l'hypocondre droit en faisant un effort ; depuis, elle est obligée d'uriner fréquemment, a remarqué à plusieurs reprises du sang dans ses urines. Plus tard apparut une tuméfaction au-dessous de l'hypocondre droit, s'accompagnant de douleurs vives par moments, et s'irradiant dans le dos.

A son entrée à l'hôpital Friedrischain, juillet 1887, on trouva du côté droit une grosse tumeur rénale, lisse sans fluctuation. Urine un peu trouble : 2 à 3000 centimètres en vingt-quatre heures.

Par le repos au lit, les douleurs disparurent, mais elles réapparaissent en même temps qu'un peu de sang dans les urines.

Le 21 janvier 1888, on pratiqua la néphrotomie sur la ligne axillaire. Depuis, toute l'urine s'écoule par la fistule, aucune goutte dans la vessie. En faveur du rétrécissement de la fistule, un peu d'urine pénétra dans la vessie, mais la tumeur se reforma avec une fièvre, telle que le bassinet dut à nouveau être drainé.

Vraisemblablement, il s'agit d'un rare cas de rein unique ou d'une atrophie totale du rein gauche. Le cas montre le danger d'une extirpation d'un rein sans la preuve de la présence d'un second.

OBSERVATION VIII

E. Küster, *Centralblatt für Chirurgie*, 1892.
Un cas de résection de l'uretère.

Küster présente un jeune homme de treize ans, auquel H. Braun avait fait, en 1890, une néphrotomie pour une hydronéphrose gauche. A la suite de cette opération, quelques gouttes à peine d'urine s'écoulaient par le conduit normal, parce que le rein droit manquait. Un an plus tard, il entra à nouveau à la clinique de Marbourg pour se faire débarrasser de son mal insupportable. A ce moment, toute l'urine s'écoulait encore par la fistule; elle était trouble et albumineuse. On tenta, sans résultat, de sonder l'uretère par la fistule préalablement dilatée, à la suite de quoi l'état de la santé du malade empira considérablement pendant quelque temps. Alors, on résolut de libérer l'uretère et de rechercher l'obstacle.

Par une incision oblique au niveau du flanc, en juin 1891, on tomba sur le péritoine qu'on écarta et repoussa jusqu'au niveau de la poche rénale. Comme alors l'uretère n'était pas visible, on libéra la partie antérieure du rein qui était, à sa partie inférieure, transformé en un sac et on ouvrit ce sac à son pôle inférieur par une incision transversale longue de 6 centimètres environ.

En pratiquant une traction sur les parois du sac, on reconnut l'uretère qui se détachait de la paroi postérieure du sac en formant un éperon haut de 4 à 5 centimètres et qui s'ouvrait par un orifice en forme de fente.

On introduisit un couteau boutonné par la fente et l'on fendit le canal urétéral jusqu'au pôle inférieur; mais une sonde introduite heurta, à environ 3 centimètres du nouvel orifice, un obstacle infranchissable. On poursuivit l'ouverture du canal jusqu'à l'obstacle, qui consistait en un rétrécissement cicatriciel très étroit qui n'admettait pas la plus fine sonde. On réséqua l'uretère depuis l'obstacle jusqu'au pôle inférieur du bassinet, de telle sorte qu'une partie du canal urétéral, longue de 3 centimètres, fut abrasée. La partie inférieure de l'uretère se trouva alors relâchée, à ce point qu'on pouvait facilement l'appliquer contre la paroi postérieure du sac rénal ; on fendit la partie antérieure de sa circonférence de haut en bas, sur une longueur de 1 centimètre ; les lèvres uretérales, écartées l'une de l'autre, furent fixées à la paroi postérieure du sac préalablement avivée au moyen de quelques catguts.

De cette manière, de la partie supérieure du sac uretéral on forma une sorte d'entonnoir, qui était apte à recueillir l'urine. Après avoir fermé la plaie du bassinet par quelques points de suture, on bourra la grande plaie avec de la gaze antiseptique et l'on fit un pansement ; quelques jours après, elle fut fermée par une suture secondaire.

Quelques heures déjà après l'opération, une urine sanglante s'écoula par l'urètre et ces mictions se firent régulièrement, bien que la plus grande partie de l'urine prît le chemin de la fistule rénale comme avant l'opération.

La quantité moyenne de l'urine évacuée par la voie naturelle ne s'éleva, pendant un mois, qu'à 100 centimètres cubes par vingt-quatre heures ; elle était trouble et albumineuse. Grâce à des injections répétées de nitrate d'argent, on réussit à supprimer l'albumine ; mais, quatre mois après l'opération, l'urine s'écoula en grande quantité dans la vessie. En novembre, la fistule fut fermée par avivement et par suture en étages, et le jeune homme quitta l'hôpital au mois de janvier. Il se porte bien actuellement, il est gai ; seulement, une hernie s'est produite au niveau de la cicatrice de l'opération et l'urine contient de nouveau des traces d'albumine. Küster profite de l'occasion pour nous rappeler que nos opérations sur le rein doivent être plus conservatrices que jusqu'à ce jour et que, dans l'hydronéphrose en particulier, la néphrectomie, qui mutile, doit être remplacée par la néphrotomie. Le cas cité ouvre une voie nouvelle pour la guérison de ces cas d'hydronéphrose dont la cause est un rétrécissement de l'uretère.

Discussion : Trendelenburg a opéré dans un cas

semblable mais, après l'opération, est survenue une obstruction intestinale, puis la mort. A l'autopsie, on trouva une adhérence entre le sac de l'hydronéphrose et le côlon.

Alsberg (Hambourg) a observé un cas analogue.

OBSERVATION IX

(Par MM. Barbier et Broussolle, *Bourgogne médicale*, 1895.)

Hydronéphrose simulant un kyste de l'ovaire. — Néphrectomie. Rein unique.

La malade dont il s'agit est entré dans le service de chirurgie de l'hôpital de Dijon en 1892 (Dr Barbier), pour une tumeur de l'abdomen. D'une bonne santé habituelle et toujours bien réglée, cette malade âgée de vingt et un ans n'a eu ni grossesse, ni fausse couche.

Depuis dix-huit mois son ventre se développe d'une façon régulière.

Au début, il y a eu des douleurs assez fortes dans les reins, mais n'ayant pas duré et, à deux reprises, il s'est produit une légère hématurie, les accidents douloureux et hémorragiques n'ont pas reparu depuis. Pas de troubles ni de retard dans les règles. Aucun trouble de la santé, il n'y a seulement qu'une gêne due au développement du ventre.

Etat actuel. — L'abdomen est distendu uniformément, mais il présente nettement sur la ligne médiane une dépression appréciable à la vue et située sur la ligne blanche ; de chaque côté on sent et on voit une tumeur globuleuse.

Tout l'abdomen est mat à la percussion, sauf dans la région du flanc gauche qui est sonore.

Les deux poches liquides sont nettement fluctuantes, mais la fluctuation de l'une ne se transmet pas de l'autre côté, il y a donc deux collections liquides.

Les urines sont normales en quantité et en coloration, il n'y a pas d'albumine. L'utérus très mobile n'est pas élevé, on sent dans le cul-de-sac postérieur une poche nettement fluctuante.

Nous pensons à un kyste de l'ovaire droit.

La laparotomie est pratiquée avec les précautions d'antisepsie habituelle : incision médiane dépassant l'ombilic. On n'arrive sur la poche liquide qu'après avoir déchiré, puis décollé un revêtement séreux doublant le péritoine, ce qui fait songer à ce moment à un kyste du ligament large ou à une tumeur liquide du mésentère.

La masse intestinale se trouve refoulée à gauche ; on ponctionne la poche fluctuante située à gauche et il s'écoule un peu plus de 3 litres d'un liquide jaunâtre, légèrement trouble sans trace de sang.

On applique une pince à kyste, puis la seconde poche est ponctionnée ; il s'écoule un liquide analogue à celui de la première poche, mais en moindre quantité. Il est d'abord assez difficile de limiter la tumeur kystique par en bas, et ce n'est qu'avec peine qu'on peut détruire les adhérences, mais on arrive enfin à contourner l'hémisphère inférieur de la tumeur qui plonge derrière l'utérus sans présenter d'adhérence avec le ligament large.

La tumeur se prolonge en haut jusque dans l'hypocondre droit au-dessous du foie ; en examinant alors la partie située en dedans, près de la ligne médiane, on voit un cordon aplati, qui ne peut être autre chose que l'uretère, à cause de son aspect et de sa direction. Nous avions affaire à une tumeur du rein droit ; on comprend alors la situation profonde du kyste recouvert par une seconde séreuse péritonéale.

La néphrectomie est pratiquée sans autre incident opératoire et sans hémorragie. On place cinq à six ligature de soie et un gros cordonnet aplati sur le pédicule.

Le rein enlevé offre l'aspect d'une tumeur allongée et formée par plusieurs lobes dans son segment supérieur ; au contraire, la partie inférieure est dirigée verticalement. La partie bosselée est formée de trois grandes loges et de deux petites attenant au bassinet. La partie inférieure lisse paraît saine à la section.

Il s'agit d'un rein dégénéré dans les trois quarts de son étendue et altéré C'est une énorme hydronéphrose accolée à une partie relativement saine de parenchyme rénal.

Les suites de l'opération furent de suite caractérisées par l'absence d'urine dans la vessie lors du cathétérisme, On crut d'abord à une anurie passagère par suite de congestion rénale du côté opposé au rein enlevé, mais l'anurie persista.

La malade fut prise, au quatrième jour, des accidents habituels de l'urémie : anasarque, vomissements, diarrhée incoercible.

Ces accidents s'établirent lentement. le pouls resta à 60, puis à 56 ; la température s'abaissa à 36,5, puis à 35. Les phénomènes persistèrent pendant sept jours.

L'autopsie montra la cause de la mort. Il n'y avait pas de traces de rein du côté gauche. Le rein unique dégénéré en partie, avait été enlevé. L'anomalie du développement avait été la cause occasionnelle de l'atrophie, puis de la dégénérescence d'un des deux reins, à moins d'admettre l'existence possible d'une hydronéphrose congénitale.

L'intérêt de cette observation nous paraît résider d'abord dans la difficulté du diagnostic. Peut-être aurait-on pu discuter l'hypothèse d'hydronéphrose par suite du passé rénal de la malade (douleurs lombaires et hématurie du début).

Nous rejetons avec intention la ponction exploratrice. Pendant l'opération, la lobulation de la tumeur et surtout sa situation rétropéritonéale aurait peut-être dû éveiller l'attention sur la possibilité de l'hydronéphrose, lésion qu'on n'a soupçonnée qu'après la ponction de la volumineuse poche kystique.

Quant à l'hypothèse du rein unique, elle ne pouvait être soulevée qu'après la palpation du flanc gauche. Si cette exploration avait donné un résultat nettement positif sur la non existence du rein, on aurait dû procéder de la façon suivante : exciser la partie kystique du rein unique et ne faire qu'une néphrectomie partielle. Cette opération a, d'ailleurs, été pratiquée dans des cas analogues, elle a donné des résultats satisfaisants pour une lésion si complexe, mais bien rare.

Observations d'hydronéphrose dans un rein unique résumées et recueillies dans la thèse de Vernet *sur le traitement chirurgical de l'hydronéphrose*, Lyon 1892.

OBSERVATION X

(Braun, *Arch. f. klin. Chir.* 1889.)

Hydronéphrose dans un rein unique.

Enfant de onze ans, entré pour une tumeur de date ancienne, mais ayant eu un accroissement rapide dans les derniers temps. La tumeur est fluctuante et molle. La ponction capillaire donne un liquide clair, citrin, La néphrotomie est faite et, du 25 au 26 juin, la quantité d'urine augmente de 250 grammes. Toute l'urine excrétée passe par la fistule.

OBSERVATION XI

(De Hahn cité par Braun.)

Hydronéphrose dans un rein unique.

Malade de trente ans urinant tous les jours 2 ou 3 litres, est porteur d'une hydronéphrose volumineuse. Néphrotomie. Guérison, mais toute l'urine passe par la fistule ; rien ne s'écoule par l'urètre. La fistule se rétrécissant, la tumeur se reformait en même temps : on dut faire un nouveau drainage.

3° ANOMALIES VASCULAIRES RÉNALES

Avant d'aborder la description anatomique et les rapports des vaisseaux anormaux du rein, il est bon de se remettre en mémoire la disposition habituelle des rameaux vasculaires irriguant le rein et leurs rapports avec le bassinet au niveau du hile.

Les artères rénales, au nombre de deux, droite et gauche, naissent des parties latérales de l'aorte abdominale, entre l'origine de la mésentérique supérieure en haut et la naissance des spermatiques en bas.

C'est en général au niveau du sinus du rein que l'artère se divise en ses branches terminales, au nombre de deux à quatre, le plus souvent trois : une branche postéro-supérieure, une branche antéro-supérieure et une branche antéro-inférieure, ces deux dernières naissant du tronc rénal, soit isolément (disposition la plus fréquente d'après Wiart), soit par un tronc commun très court (description de Schmerber). A peine entrées dans le sinus, ces branches se subdivisent en branches secondaires pour pénétrer dans le rein.

Les veines rénales ont une disposition à peu de chose près semblable.

Anomalies de l'artère rénale. Elles sont assez fréquentes et peuvent se présenter avec ou sans anomalie du rein.

Les anomalies de l'artère rénale sans anomalie du

rein sont les moins fréquentes ; elles consistent le plus souvent en une augmentation du nombre des artères rénales (cas de Roberts, d'Alban Doran). Quatorze fois sur cent sujets, on trouve une artère rénale double (Schmerber) et l'anomalie est le plus souvent bi-latérale. Quand elle n'existe que d'un seul côté, c'est de préférence à gauche (Malacister). Lorsqu'il existe une anomalie d'origine, l'artère rénale peut continuer à prendre naissance de l'aorte, mais en un point anormal, le plus souvent inférieur, ou bien elle naît d'une des branches de l'aorte. Macalister signale des artères rénales accessoires provenant de l'artère hépatique, de l'iliaque externe.

La distribution des artères dans le rein peut aussi présenter des anomalies ; elles pénètrent dans le rein au niveau de ses pôles supérieur et inférieur, de sa face antérieure ou postérieure, de ses bords.

Les anomalies de l'artère rénale avec anomalie du rein ont été décrites lors de la description des anomalies rénales.

OBSERVATION XII

(Roberts, *Urinary and renal Diseases.)*

T. S..., âgé de vingt ans, entre dans mon service, 28 février 1867 ; il a été sujet depuis l'âge de deux ans à des attaques de constipation, durant pendant quatre ou cinq jours, survenant à des intervalles variant de quelques semaines à quelques mois. Pendant ces accès, dont les derniers ont été plus violents et plus rapprochés, l'abdomen se gonfle et devient sensible ; le malade a des vomissements : les urines n'ont pas attiré l'attention.

Je fus appelé un soir, qu'il avait une de ces attaques, il était constipé depuis cinq jours; il présentait les symptômes décrits plus haut, mais l'urine est peu abondante: le lendemain 1er mars, il urina seulement 4 onces (120 grammes). L'urine était un peu colorée par du sang. D. = 1008. Pas de pus.

La douleur cessa, mais la constipation persistait et le ballonnement de l'abdomen était le même.

Les deux régions lombaires présentaient au palper une sensation d'élasticité et de fluctuation vague ; elles étaient mates à la percussion, et la matité s'étendait en avant jusque vers une ligne partant du rebord costal et allant à l'épine iliaque antéro-supérieure.

Le lendemain, septième jour de constipation, il urina 3 onces (90 grammes). Le huitième jour, suppression complète des urines ; le neuvième décharges copieuses d'urine, qu'on peut évaluer à plus d'un gallon (4 lit) pour le jour et la nuit.

Les intestins étaient toujours obstrués, mais l'abdomen était moins tendu. Vers minuit, le dixième jour, l'obstruction intestinale céda, et une immense quantité de fèces fut évacuée. On espéra alors une guérison rapide, mais le onzième jour, l'état du malade devint alarmant. Anurie complète, la langue et les dents devinrent fuligineuses ; le malade tomba dans une prostration extrême, et la mort survint au milieu de convulsions.

Autopsie. — A l'ouverture de l'abdomen, on trouva deux tumeurs molles et lobulées dans chaque région lombaire; c'étaient les reins distendus, et principalement le rein gauche.

A la face interne du rein gauche se trouvait le côlon descendant qui lui était solidement fixé par une adhérence fibreuse. C'était à ce niveau que siégeait l'obstruction intestinale. L'intestin était à cet endroit contracté et appliqué étroitement contre le rein distendu, de telle sorte qu'il mettait obstacle au libre passage des matières fécales.

Les reins, les uretères, les artères rénales furent disséqués pour rechercher la cause mécanique qui empêchait l'écoulement de l'urine.

Du côté gauche, l'artère rénale était normale dans sa distribution au rein, mais l'uretère présentait une anomalie. Son orifice présentait une valvule et sa lumière était très rétrécie.

Il formait avec le bassinet un angle très aigu. Si l'on comprimait avec force la poche, l'obliquité de l'uretère disparaissait et l'urine s'écoulait librement. Sans aucun doute, le même mécanisme se produisait pendant la vie. Quand la distension était modérée, le cours de l'urine cessait, mais quand elle venait à être intense, l'obstacle venait à céder, et le contenu du sac s'échappait.

La substance rénale était réduite à une mince lame.

Le *rein droit* était lui aussi distendu, mais à un degré moindre, et le parenchyme rénal avait moins souffert. Le mécanisme de la rétention rénale était différente de celle du côté gauche.

En aucun point de l'uretère droit, il n'y avait de rétrécissement, mais à sa sortie du bassinet il était croisé par une branche anormale de l'artère rénale. Deux artères rénales venaient de l'aorte. L'artère la plus supérieure, après avoir donné naissance à l'artère suprarénale (capsulaire), se perdait dans la partie supérieure du hile du rein.

L'artère inférieure se divisait aussitôt à son origine en deux branches, dont l'une avait avec le hile du rein les rapports habituels et normaux, dont l'autre se dirigeait à la partie inférieure du rein, croisant dans son trajet l'uretère au point où il sortait du bassinet

Roberts explique de la sorte le mécanisme de cette dernière hydronéphrose : Il est évident que la pression constante de cette branche artérielle produisait à un certain degré, un empêchement à l'écoulement de l'urine et, peu à peu, elle fut la cause de la dilatation du bassinet du rein droit.

OBSERVATION XIII

(Boogard, *Arch. f. d. Höllandische Beitr. zür Natùr und Heilk.)*

Jeune homme de vingt ans, souffrait de temps à autre de douleurs abdominales survenant par accès et accompagnées de nausées et de vomissements ; à part cela il était de bonne santé, le 3 février 1857 il fut pris d'un de ces accès douloureux avec une constipation opiniâtre. Les vomissements devinrent incoercibles. A l'examen de l'abdomen, dans le flanc droit, on sentait une tumeur demi fluctuante ; l'on pensa à une tumeur du foie. La mort survint en cinq jours.

A l'autopsie on trouva une tumeur dans l'hypochondre droit situé entre le foie, le côlon et le duodénum. Elle était unie à ces deux dernières par des adhérences. La lumière du duodénum était complètement effacée, pas de rétrécsssement au niveau du côlon.

On avait affaire à une distension de bassinet du rein droit.

L'artère rénale droite était distribuée anormalement et se divisait presque à son origine en deux branches, dont l'une se dirigeait à la partie supérieur du hile et l'autre à la partie inférieure. La branche inférieure croisait l'uretère près de son origine et exerçait sur elle une certaine compression. L'uretère s'enroulait autour de cette branche pour atteindre la vessie. Il y avait en plus un autre obstacle, dû à l'adhérence de l'uretère à la surface du bassinet. Celui-ci contenait de l'urine ammoniacale, mélangée à du sang et du mucus.

Boogard explique ainsi cette rétention d'urine et cette constipation. Tout d'abord, l'artère rénale inférieure comprimant l'uretère, le bassinet ne pouvait se vider et se détendait jusqu'au moment où la pression de l'urine accumulée l'emportait sur la compression exercée par l'artère. Cet obstacle était encore renforcé par l'incurvation de l'uretère autour de l'artère rénale. De plus, il s'en est suivi une légère irritation qui a amené l'adhérence de l'uretère au bassinet, et celle du bassinet au côlon et au duodénum. Les accès douloureux, les vomissements, la constipation étaient sous la dépendance de la dilatation périodique de la poche rénale droite.

OBSERVATION XIV

(Par Alban Doran. *Trans. of the pathol. of London*, 1891.)

Hydronéphrose du rein droit, enlevé par néphrectomie : artère rénale aberrante

Le 18 avril 1891, j'ai enlevé ce rein à une femme âgée de quarante-trois ans.

Il y a trois ans, elle remarqua du côté droit une tumeur qui grossit particulièrement depuis décembre 1890, occupant tout le côté droit de l'abdomen. La sécrétion de l'urine était normale. J'ouvris l'abdomen par une incision le long du bord externe du muscle grand droit, le rein gauche me parut sain. Le péritoine fut divisé sur le côté externe du mésocôlon ascendant. Par aspiration et ponction, on retira de la tumeur 3 pintes d'un liquide clair, à odeur d'urine (D. = 1008, pas d'albumine). La poche fut ensuite énucléée ; tous les vaisseaux furent sectionnés et liés séparément. L'uretère était très déplacé, il naissait de la partie supérieure et antérieure du kyste, et longeait la partie interne du kyste, et ensuite filait derrière les vaisseaux. Il fut ligaturé, sectionné et abandonné dans la cavité abdominale avec la capsule surrénale. Le drainage ne fut pas nécessaire. La patiente guérit. Le rein est dur, sa surface est bosselée, sa capsule adhérente. Pas de calculs. Il y a deux artères rénales. L'uretère sort brusquement de la poche, croisé par l'artère inférieure. Lorsque la place est pleine, l'uretère était très élevé. L'oblitération de l'uretère est probablement dû à son adhérence avec l'artère aberrante.

Les *veines rénales* sont sujettes aux mêmes anomalies que les artères ; elles consistent soit en une augmentation de nombre, soit en un abouchement anormal dans la veine cave ou autres veines (cas de Glantenay et de Gosset), soit en un émergement de la surface du rein en un point tout autre que le sinus, comme dans le cas de Decressac.

OBSERVATION XV

(Par Decressac, interne des hôpitaux. *Société anatomique*, janvier 1888.)

Hydronéphrose

Les pièces proviennent d'une femme morte à l'hôpital Tenon, dans le service du Dr Letulle, de tuberculose pulmonaire, après avoir présenté des phénomènes cérébraux : hémiplégie et aphasie relevant d'une thrombose artérielle constatée à l'autopsie.

Description. — Le rein gauche présente un bassinet très distendu, formant une tumeur du volume de deux poings, très irrégulièrement arrondie, à parois lisses, souples et peu épaisses. Sur sa partie supéro-externe, cette tumeur est coiffée par le rein devenu kystique, et réduit lui-même à une coque extrêmement mince. Ce rein est déformé ; la partie, qui borde le bassinet distendu, peut être considéré comme le hile dilaté excentriquement par la pression du liquide, ses dimensions antéro-postérieures sont donc augmentées, et sa longueur est d'environ 15 centimètres. Il est bosselé, presque translucide sur les parties les plus saillantes qui sont les plus amincies ; entre chaque bosselure on retrouve un peu de parenchyme.

Examiné par la face antérieure, le rein ne laisse pas apercevoir l'uretère, mais dans la partie supérieure on voit les vaisseaux se dirigeant transversalement. La veine est un peu en avant et au-dessous de l'artère, elle adhère sur une longueur de 8 centimètres environ. L'artère plus supérieure ne côtoie la poche que dans un trajet de 2 ou 3 centimètres.

La paroi postérieure est plus intéressante à examiner, on y remarque une veine assez volumineuse (A. fig.) qui, partie du point le plus inférieur du rein, s'élève en diagonale, suivant une direction oblique en dedans, pour se terminer à la partie supéro-interne de la tumeur, en s'abouchant à une veine plus volumi-

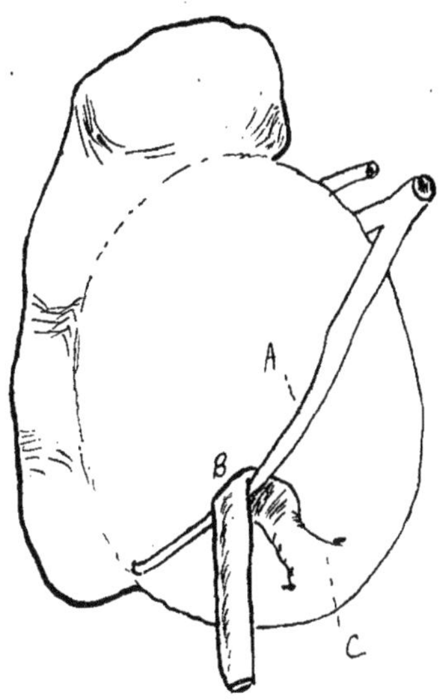

Face postérieure au rein gauche. — A, branche veineuse; B, coude de l'uretère; C, origine de l'uretère. (D'après Decressac.)

neuse, que nous avons mentionnée sur la face antérieure. Ces deux portions veineuses, antérieure et postérieure, forment une bride demi-circulaire qui coupe la masse en deux et affecte avec l'uretère des connexions intimes, quelques fines artérioles et un peu de tissu cellulaire l'accompagnant.

L'uretère prend son origine sur la face postérieure, à mi-chemin entre le bord interne et le bord externe, très près de la partie inférieure, au-dessous de la bride veineuse (C.)

De là, décrivant un *S* italique, il suit une direction ascendante, mais oblique en dehors et, par conséquent, perpendiculaire à la veine sous laquelle il s'engage. Dans toute cette première portion, il est large de 1 centimètre environ et adhérent à la paroi. Dans la seconde portion qui commence au moment où il s'est dégagé de dessous la veine, il est libre, de grosseur uniforme, un peu supérieure à la normale, sans bosselure ni inflexion, et de parois égales d'épaisseur. Mais la direction de cette portion libre est absolument inverse de celle de la portion adhérente ; pour descendre dans le petit bassin l'uretère est obligé de se couder complètement sur la veine, en formant un angle très aigu (B). Le reste du trajet ne présente rien de spécial. Le rein droit est très hypertrophié, mais sain.

Mécanisme de la rétention. — Voici comment il est expliqué par M. Decressac.

Comment comprendre la formation de l'hydronéphrose, le mécanisme de la rétention ?

Il faut d'abord éliminer toutes les causes pouvant siéger sur la partie moyenne ou terminale de l'uretère. En effet, rien dans la vessie : l'orifice de l'uretère est perméable et le cathétérisme en est facile ; rien dans la paroi, pas trace d'ureterite, ni de rétrécissement, soit cicacitriel, soit inflammatoire ; aucun corps étranger à l'intérieur ; à l'extérieur, aucune cause de compression : on trouve bien, il est vrai, au niveau des ligaments larges et sur les faces de l'utérus, des traces de pelvipéritonite ancienne, mais sans exsudat bien abondant, sans fausse membrane pouvant comprimer l'uretère ou le dévier de sa direction.

C'est donc à la partie supérieure qu'il faut chercher l'obstacle à l'écoulement du liquide, comme on pouvait le supposer *a priori*, puisque c'est là que s'arrête la dilatation.

Mais les causes sont complexes, et il faut successivement les passer en revue.

1° *1er coude.* — A sa sortie du bassinet distendu, l'uretère ne s'éloigne pas perpendiculairement, mais se recourbe pour s'accoler étroitement à la poche dans une longueur de quelques centimètres. L'orifice d'abouchement, au lieu d'être circulaire et béant, doit être linéaire et très étroit.

2° *Compression.* — Placé, d'un côté entre la poche qui tend à le repousser à mesure que le liquide augmente et que la pression s'accroît, de l'autre entre la veine que cette augmentation de volume tend de plus en plus et accole plus étroitement à la paroi, l'uretère devra subir une compression constamment croissante.

Pour savoir si cette compression et le 1er coude suffisent à déterminer la rétention, on peut redresser l'uretère pour mettre la partie mobile dans le prolongement de la partie adhérente, puis comprimer la poche. Si le liquide reflue, et c'est ce qui arrive dans le cas présent, la preuve est faite : l'obstacle est insuffisant.

3° *2e coude* (B). — Ce 2e coude est bien plus accentué que le premier, puisqu'il y a renversement complet de la direction du canal excréteur. Aussi, en répétant l'expérience précédente, mais en plaçant l'uretère dans la direction qu'il doit occuper, c'est-à-dire le coude rétabli, on remarque qu'il ne passe pas une goutte de liquide, même si on emploie une forte pression.

Cette expérience a été faite sur le cadavre, alors que tous les organes étaient à leur place habituelle. Nous sommes donc en présence de la véritable cause.

4° *Compression par la tumeur.*— M. Letulle a fait

observer que, dans la position horizontale, le poids de la tumeur liquide (520 grammes) pouvait aussi comprimer le canal excréteur qui se dégage en effet au-dessus de la masse; c'est là une cause adjuvante qui vient s'ajouter à celle mentionnée plus haut.

Formation du coude. — Il reste à expliquer la formation du coude principal. A l'état normal, les divers rameaux vasculaires du rein forment, autour du hile, une demi-couronne supérieure et antérieure, laissant libre la partie inférieure et postérieure occupée par l'uretère.

Dans le cas présent, il y a une anomalie dont il faut tenir compte; une branche veineuse part de l'extrémité inférieure et postérieure du rein et doit, par conséquent être en rapport plus intime avec l'uretère.

Supposons que le bassinet se distende uniformément, la masse dilatée sera coiffée en son milieu par la corde veineuse; l'uretère à ce moment se trouve encore au sommet du bassinet qu'il prolonge en ligne droite. Mais si la distension continue, la corde de plus en plus tendue, et ayant atteint sa limite d'extensibilité, ne pourra rester sur la partie culminante de la tumeur et devra glisser en avant ou en arrière, à moins qu'elle n'étrangle et ne bilobe la masse. Ici, c'est le glissement qui a eu lieu. La bride a rencontré l'uretère dans son mouvement en arrière, l'a courbé de bas en haut. Le coude est alors formé, et la stase va devenir permanente et ne pourra que s'accroître.

Cause première de l'hydronéphrose. — Ce que nous avons vu jusqu'ici montre nettement comment l'hydronéphrose a pu se maintenir, mais nous ne savons pas sous quelle influence elle s'est primitivement développée.

Peut être serait-il plausible d'admettre qu'au moment de la pelvi-péritonite des exsudats plus nombreux ont temporairement comprimé l'uretère et provoqué la formation d'une hydronéphrose qui aurait disparu en même temps que les exsudats, si la disposition anormale de la veine rénale n'avait pas existé.

Mais la formation du coude a créé un obstacle irrémédiable et fait d'une distension passagère la tumeur persistante qui nous occupe.

Les anomalies vasculaires causent parfois un changement, une perturbation dans les rapports des organes du pédicule du rein entre eux. Normalement, les vaisseaux veineux et artériels occupent une position antérieure par rapport au bassinet et à la portion initiale de l'uretère, de telle sorte que la face postérieure du bassinet se trouve être en contact direct avec la paroi postérieure du sinus, sans aucune interposition de vaisseaux, ce qui en facilite l'abordage par la voie lombaire. Mais cette règle souffre des exceptions ; des vaisseaux, qu'ils soient accessoires ou non, peuvent se placer à la partie toute postérieure du pédicule du rein et être ainsi en rapport direct avec la face postérieure de l'uretère et du bassinet, c'est ce qui semble exister dans l'observation relatée par M. Tuffier.

OBSERVATION XVI

(La pièce a été présentée à la Société de chirurgie par M. Tuffier.)

Hydronéphrose intermittente droite chez un homme à courbure fixe de l'uretère. — Néphrectomie.

Le rein appartient à un homme de trente-sept ans, entré dans mon service de la maison Dubois. Les accidents de pseudo-coliques néphrétiques remontaient à huit ans, et depuis trois mois ils étaient devenus subintrants.

L'incision lombaire, pratiquée le 21 novembre 1895, me conduisit sur une poche flasque du volume de deux poings, bilobée; un des lobes était constitué par le rein, et l'autre par le bassinet distendu. La tumeur isolée, je pus voir la coudure uretérale à la partie postérieure de la tumeur.

L'impossibilité de redresser la courbure me détermina à faire la néphrectomie. Mon malade guérit après une réunion par pression.

Sur cette pièce, vous voyez le rein représenté par une coque mince d'environ 3 millimètres et le bassinet augmenté de volume.

La coudure de l'uretère est située à 1 centimètre au-dessous du bassinet; elle est formée par la réflexion de l'uretère sur la branche inférieure de l'artère et de la veine rénale. La concavité de cette coudure est à cheval sur ces vaisseaux. Cette coudure est maintenue fixe par des tractus celluleux qui unissent ses deux portions ascendante et descendante.

La pièce ouverte, on constate que la perméabilité partielle n'existe dans l'uretère qu'à condition d'exercer une forte traction en haut du bassinet.

Comment expliquer cette coudure de l'uretère sur les branches inférieures de l'artère et de la veine rénale, si l'on n'admet pas une anomalie dans les rapports des organes du pédicule entre eux. Lorsque la distribution et la situation des vaisseaux rénaux sont normales, il est impossible à l'uretère de pouvoir se mettre à cheval sur ces vaisseaux, car il occupe par rapport à eux une situation inférieure et postérieure. Il faut, pour réaliser cette coudure, que les vaisseaux qui s'engagent dans la partie inférieure du rein croisent anormalement la face inférieure de l'uretère à son origine et occupent un plan inférieur à ce canal excréteur. La concavité de l'uretère à cheval sur les vaisseaux serait ainsi d'origine congénitale et, sous une influence inconnue, elle se serait accentuée et elle aurait été la cause de cette hydronéphrose.

Avant de terminer ce premier chapitre et pour compléter cette étude sur les anomalies congénitales du rein, nous citerons des observations où l'on a retrouvé des vestiges ou la persistance des canaux qui président au développement des organes génito-urinaires : le canal de Wolff et le canal de Muller, et qui ont été dans les cas particuliers la source de lésions pathologiques du rein.

OBSERVATION XVIII

(Par M. Launay, interne des hôpitaux, *Soc. anat.*, déc. 1894.)

Hydronéphrose bilatérale avec torsion de l'uretère par bride fibreuse.

Pierre C.... trente-deux ans, entre le 18 avril 1894 à la Pitié, salle Broca, service de M. Reclus.

Antécédents héréditaires.— Mère morte à cinquante-huit ans, cardiaque ; père mort à soixante-quatre ans d'hémorragie cérébrale ; trois frères morts de cause inconnue ; une sœur vivante, âgée de quarante-cinq ans, rhumatisante.

Antécédents personnels. — Marié à vingt-sept ans, un enfant de cinq ans bien portant. S'est marié après le début de sa maladie, pendant une période de calme qui a duré trois ans.

Maladie actuelle. — Le malade part en 1884 pour faire son service militaire après avoir été ajourné deux ans de suite pour faiblesse de constitution. A l'âge de vingt-trois ans, en 1885, il commence à éprouver une certaine gêne, lorsqu'il se baisse.

Peu à peu les douleurs lombaires augmentent : la fatigue devient grande et s'accompagne d'une sensation de soif constante. Il va alors consulter le major qui, deux fois le renvoie sans le reconnaître malade. Une troisième fois, le malade fait remarquer au médecin deux saillies qu'il avait découvertes sur l'abdomen. Il est envoyé à l'hôpital militaire de Périgueux. Ces saillies étaient situées, l'une aux limites de l'hypocondre gauche et de l'épigastre, l'autre dans la fosse iliaque droite.

Au mois de mai 1885, on fait à l'hôpital une première ponction exploratrice avec une seringue de Pravaz, et l'on trouve un liquide que le malade compare à de la bière brune. Ce liquide était mousseux. On évacue la poche en ponctionnant la saillie supérieure gauche. L'on retire environ 7 litres du même liquide brun. On s'aperçoit à ce moment que les urines du malade sont, par instant seulement, colorées comme le liquide évacué.

Le malade se trouve beaucoup mieux après la ponction. Il reste quatre mois à l'hôpital; en sort en septembre 1885 pour rentrer chez lui réformé.

Pendant trois ans tout va bien

En 1888, les saillies primitives nettement séparées par un large sillon reparaissent et une nouvelle ponction est faite par un médecin du pays. On retire environ 10 litres du même liquide coloré. Depuis ce moment-là, jamais plus le malade n'a constaté de coloration anormale de ses urines.

Jusqu'en 1892, trois nouvelles ponctions furent pratiquées, le liquide présentant une teinte beaucoup moins colorée.

Depuis 1892, une ponction devient néeessaire tous les deux mois, à cause du développement rapide de la tumeur.

Pendant tout ce temps, le malade continue à travailler, ne s'arrêtant que trois ou quatre jours à chaque ponction.

La dernière ponction date de la première quinzaine du mois de mar 1894. Le liquide était alors savonneux, non coloré.

Fatigué de ces ponctions répétées, le malade vient à Paris.

État actuel. — Le malade se porte bien, il n'est pas amaigri, son état général est bon.

A l'inspection, on remarque que l'abdomen est très distendu ainsi que la base du thorax. On trouve surtout deux saillles considérables : une supérieure gauche remplissant l'épigastre, l'hypocondre gauche et le flanc gauche et la moitié supérieure de la fosse iliaque gauche ; une inférieure droite, remplissant la fosse iliaque droite, le flanc droit, l'hypogastre. Une gouttière large de deux travers de doigt, peu profonde, sépare ces deux saillies.

A la palpation, la fluctuation est nettement perçue partout et se transmet d'une saillie à l'autre. Il n'y a pas de frémissement hydatique.

La percussion montre de la matité partout, sauf dans l'hypocondre droit et dans une zone située au-dessus et à gauche de l'ombilic, large d'un travers de main. Cette zone est sonore, et l'on peut y déterminer du clapotement.

Les urines sont claires, limpides. Elles ne contiennent ni albumine, ni sucre, ni pigment biliaire, ni pus.

Le 28 avril 1894, M. Reclus décide l'intervention et pratique l'opération suivante. Une incision médiane sous-ombilicale est faite. Le péritoine pariétal antérieur est ouvert et l'on aperçoit la tumeur recouverte évidemment par le péritoine pariétal postérieur. Ce péritoine est ouvert lui-même et un décollement est fait qui crée une sorte d'infundibulum dont les parois protègent la cavité abdominale.

Le trocart à kyste de l'ovaire est plongé dans la poche et l'on retire 14 litres d'un liquide citrin et louche. La poche est décortiquée, détachée de la fosse iliaque gauche, puis du flanc gauche et de l'hypocondre gauche ; le pédicule est lié avec deux fils et sectionné. Cette décortication, parfois assez pénible, n'a pu se faire sans ouvrir quelques vaisseaux. Aussi un suintement sanguin assez abondant s'est-il fait dans l'immense cloaque que laisse l'ablation de la tumeur. Pour arrêter ce suintement et combler la cavité, des éponges entourées de compresses stérilisées sont placées.

Suites opératoires. — Après des alternatives de mieux et de pis, le malade succombe le **3** mai.

Autopsie. — La poche enlevée pendant l'opération rappelle par sa forme générale celle du rein ; elle présente, dans son ensemble, deux parties réunies par un isthme ; la dilatation supérieure la plus grande correspond à la poche qui était située dans l'hypocondre et le flanc gauche ; la plus petite inférieure siégeait dans la fosse iliaque gauche. La partie moyenne rétrécie correspond au hile du rein droit et est constituée par le bassinet qui se continue par l'uretère qui est perméable. Les deux poches, supérieure et inférieure, développées au dépens des calices supérieurs et inférieurs du bassinet, communiquent entre elles par un canal étroit situé dans la portion moyenne.

Du côté droit, le bout inférieur de l'uretère ne présente rien d'anormal ; le rein est augmenté de volume, le bassinet dilaté se continue par l'uretère qui présente à sa partie moyenne un renflement fusiforme long de 7 à 8 centimètres. Au-dessus et au-dessous de cette dilatation, l'uretère est contourné en une spirale maintenue par une bride fibreuse, qui pourtant n'étrangle pas complètement l'uretère. Cette bride prend naissance des parois mêmes de l'uretère, à 4 ou 5 centimètres au-dessous du bassinet, puis s'enroule une première fois autour de l'uretère.

Elle descend ensuite accolée à la face antérieure de la portion fusiforme du conduit, pour s'enrouler de nouveau au-dessous de cette dilatation, faisant, cette fois, deux tours de spire.

Elle se termine enfin à 5 ou 6 centimètres de la vessie, s'épanouissant autour de l'uretère et se confondant avec ses parois comme à son origine. Cette bride solide peut se dérouler, et prend alors l'espèce d'une lame mince, brillante, fibreuse.

L'uretère est, malgré cet enroulement, perméable sur tout son parcours.

Le rein, ouvert sur son bord convexe, présente deux dilatations principales, séparées par une partie moyenne, comme de l'autre côté; mais ici, la poche est bien moindre, et l'on distingue encore la substance rénale refoulée à la périphérie.

La pathogénie est ici double, comme l'hydronéphrose elle-même. Du côté gauche, elle n'attire pas notre attention, l'uretère a été simplement trouvé aplati et accolé au péritoine lors de l'autopsie. Nous pouvons croire que, à gauche, l'hydronéphrose a semblé être ouverte pendant quelque temps, alors que les urines évacuées par le malade étaient colorées comme le liquide retiré des ponctions ; puis elle s'est fermée.

Du côté droit, le mécanisme de la rétention rénale semble être beaucoup plus intéressant et moins commun. Il est évident que cette torsion de l'uretère en spirale, maintenue par une bride fibreuse, explique la difficulté avec laquelle l'urine s'écoulait du bassinet dans la vessie ; aussi, en est-il résulté une dilatation mécanique de ce réservoir pyélique. Ici l'hydronéphrose ne semble pas être fermée, aussi existait-il encore du parenchyme rénal en état de secréter. Mais une question difficile à résoudre se pose. Quelle est la nature de la bride qui maintient cette torsion de l'uretère ? M. Launay se demande si elle ne serait pas le vestige d'un organe embryonnaire, canal de Wolf ou de Muller.

OBSERVATION XVIII (résumée).

(Dr Reliquet, publiée dans le *Progrès médical*, 1887.)

Persistance du canal de Müller. — Hydronéphrose du rein et de l'uretère droits. — Pyélonéphrite calculeuse dn rein gauche

C'est un calculeux de quarante-cinq ans, qui a succombé à la suite de crises subintrantes de coliques néphrétiques du côté gauche.

L'autopsie révèle un rein gauche volumineux, bourré de calculs, placé tout à fait sous les côtes obliquement, de façon que son bord externe regarde en haut et en dehors. Pas de dilatation du bassinet. L'uretère est très volumineux.

A droite, le rein et l'uretère sont dilatés en une poche unique. Au-dessus du rein, on voit unc seconde poche plus petite, adhérente à la première, mais ne communiquant pas avec elle. De cette petite poche part un cordon irrégulier analogue à un uretère, situé en dedans de l'uretère vrai et qui va se terminer en bas dans une seconde poche située sous la vessie, qui s'abouche elle-même au verumontanum par l'orifice du canal éjaculateur. Ce cordon présente deux renflements allongés et deux parties étroites réduites à l'état de cordon. Ces deux portions élargies présentent de la fluctuation et contiennent un liquide noir, épais, d'odeur infecte; la poche infravésicale contient un liquide de même nature et de même aspect. Avant de se rendre dans la vessie, l'uretère droit croise le conduit anormal qui passe devant lui.

M. Reliquet montra la pièce à M. le professeur Mathias Duval qui lui démontra que le conduit anormal, qui vient de la capsule surrénale se terminer dans la poche du plancher de la vessie, est bien un canal de

Muller persistant et non un second uretère. La poche inférieure du canal de Muller, fermé comme un kyste, comprimait d'arrière en avant l'extrémité inférieure de l'uretère droit et l'oblitérait. De là la dilatation de cet uretère et l'hydronéphrose.

Le rein droit réduit à l'état d'une coque ne produisait qu'une faible quantité d'urine, mais certainement il en produisait. Ce liquide, en s'accumulant dans le rein et l'uretère, y développait une tension de plus en plus grande qui arrivait forcément à combattre la compression de l'extrémité inférieure de l'uretère ; à ce moment, une partie du liquide de l'hydronéphrose pénétrait dans la vessie, et cela jusqu'à ce que la tension dans la poche réno-uretérale fût devenue inférieure à celle du liquide contenu dans le canal de Muller.

Il est curieux de voir combien ce sujet a vécu longtemps sans éprouver de gênes sérieuses du côté du rein droit, qui pourtant était le siège de lésions importantes. Ceci tient sans doute à ce que la tension du liquide contenu dans le bassinet ne dépassait pas un certain degré.

La persistance du canal de Muller a été relatée plusieurs fois dans *le Journal de l'Anatomie et de la Pysiologie* normales et pathologiques chez l'homme et les animaux. Dans ces faits, les troubles fonctionnels de l'émission de l'urine n'ont pas permis au sujet de vivre longtemps.

CHAPITRE II

PATHOGÉNIE

L'hydronéphrose est liée à l'existence d'un obstacle au libre cours de l'urine. Cet obstacle peut être situé en dehors des voies urinaires, dans l'arbre urinaire lui-même, dans sa lumière.

Nous ne ferons que citer pour mémoire les différentes causes qui président à la production des hydronéphroses en général ; nous avons surtout en vue celles qui sont particulières, spéciales au genre d'hydronéphrose que nous étudions.

Il est évident que les reins anormaux sont sujets tout comme les reins normaux à la lithiase urique ; aussi pourra-t-on trouver un calcul comme la cause de l'obstacle au cours de l'urine. De même, leur uretère peut subir la compression exercée par un organe voisin ou par une tumeur quelconque.

Le rein anormal peut aussi, sous l'influence d'un traumatisme, d'une grossesse, d'une affection utérine se mobiliser et, comme conséquence, il peut en résulter une hydronéphrose intermittente ou non.

L'hydronéphrose dans le rein présentant des anomalies est donc sous la dépendance des causes qui produisent l'hydronéphrose chez les reins normaux. Mais ce que nous voulons montrer, c'est que les malformations rénales contribuent puissamment à l'installation de la rétention urinaire dans le bassinet.

La cause congénitale qui se trouve être ici l'anomalie rénale peut n'exercer ses effets naturels que tardivement ou même ne les exercer jamais et par cela même, l'hydronéphrose de cause congénitale diffère des hydronéphroses congénitales constatées dès la naissance, et se rapproche des hydronéphroses acquises. Tous les reins présentant des malformations ou des anomalies ne donnent pas lieu à une rétention d'urine ; ils y sont peut-être prédisposés par suite de leur conformation spéciale, Il faut un certain concours de circonstances qui sont loin de se présenter toujours. De même que à la persistance du canal vagino-péritonéal, il faut ajouter d'autres causes, secondaires il est vrai, mais pourtant nécessaires, pour voir se développer la hernie dite de cause congénitale. De même à la malformation du rein viennent se joindre d'autres conditions souvent indéterminées pour la production d'une hydronéphrose de cause congénitale. Dans certains cas, il est difficile de faire la part de ce qui revient à la congénitalité ; ce sont ceux où l'hydronéphrose existe à la naissance, mais à un dégré tellement faible qu'elle n'est pas perceptible, qu'elle n'attire pas l'attention, qu'elle ne donne pas lieu à des symptômes fonctionnels, subjectifs ou objectifs. Plus tard, sous l'influence de conditions indéterminées, de l'état latent où elle se trouvait, elle peut passer à l'état manifeste. On conçoit dès lors, combien l'on sera porté à donner à cette tumeur l'épithète d'acquise quand, en réalité, elle existait à la naissance du malade.

Et pourtant, cette distinction entre les hydronéphroses congénitales vraies et les hydronéphroses de cause congénitale s'impose, si l'on veut mettre des bornes au cadre des hydronéphroses congénitales : autrement la classe si importante des hydronéphroses dans les reins mobiles y rentrerait ; c'est qu'en effet, il est probable, d'après Terrier et Baudouin, que le rein mobile soit bien plus souvent d'origine congénitale qu'on ne le dit ; il l'est peut-être toujours ou presque toujours, et ceci à la faveur de certaines dispositions d'origine congénitale des tissus périrénaux ou des moyens d'union du rein.

L'hydronéphrose dans les anomalies rénales tient presque toujours à la disposition particulière du rein, de son uretère ou de ses vaisseaux ; elle est donc d'origine congénitale au même titre que la mobilité rénale, et cette congénitalité est, dans les cas qui nous occupent, bien plus évidente, plus tangible. Le mécanisme de cette hydronéphrose sera étudié par nous dans chacune des diverses anomalies du rein.

PATHOGÉNIE DE L'HYDRONÉPHROSE DANS LES REINS EN ECTOPIE CONGÉNITALE

Les cas d'hydronéphrose dans les reins en ectopie congénitale sont rares ; la cause de cette rareté tient à ce que ces reins sont solidement fixés dans la position qu'ils occupent et qu'ils n'ont pas la mobilité relative des reins normaux dans leur loge. Or, la cause de l'hydronéphrose réside habituellement dans la mobilité du rein.

Mais cette immobilité du rein le prédispose à subir

les effets de la compression que peuvent exercer les diverses tumeurs des organes avoisinants. La situation pélvienne du rein est favorable à la production de l'hydronéphrose, en ce sens que la portion initiale de l'uretère côtoie le sacrum contre lequel elle peut être comprimée. Nous n'en avons pas trouvé d'exemple, nos recherches à ce point de vue sont restées infructueuses.

L'obstacle au cours de l'urine peut tenir à l'obstruction de la lumière du canal excréteur par un corps étranger, caillot ou calcul, ou par une lésion inflammatoire ou néoplasique de la paroi.

Nous ne nous attarderons pas à étudier ces diverses causes d'obstruction, qui ne sont point spéciales aux reins en ectopie congénitale.

Le rein congénitalement ectopié présente parfois d'autres malformations, consistant par exemple en vices de situation et de direction et de conformation (de l'uretère), en rapport avec la forme et le siège du rein lui-même. C'est ainsi, par exemple, que le rein ectopié de M. Schwartz, couché transversalement dans la fosse iliaque droite possédait un uretère qui, pour gagner la vessie, était obligé de contourner le pôle inférieur, ou plutôt interne du rein. L'uretère présentait donc une coudure que nous croyons congénitale, parce que le malade n'a jamais présenté aucun signe de rein flottant, parce que le rein était immobilisé dans une région qui ne présentait aucune trace d'inflammation qui puisse expliquer la fixation du rein autrefois mobile. Cette coudure est pour nous la cause primitive de l'hydronéphrose observée, si en effet on la supprime, l'uretère retrouve sa perméabilité. La cause secondaire, accessoire qui a rendu totalement imperméable l'uretère, nous est inconnue.

Mais comment expliquer que les accidents hydronéphrotiques ne se soient produits chez cette malade qu'à l'âge de dix-neuf ans, lorsque la cause de l'hydronéphrose existait dès la naissance ?

Il est probable que cette coudure n'était pas suffisante à arrêter complètement l'urine, de telle sorte, qu'elle n'a donné lieu qu'à une dilatation légère du bassinet, sans manifestations douloureuses. Sous l'influence de conditions indéterminées, cette hydronéphrose ouverte est devenue fermée, s'accompagnant de symptômes très accusés, qui font croire à une marche aiguë de la maladie. C'est l'histoire de beaucoup d'hydronéphroses.

Bien que le rein en ectopie congénitale soit solidement fixé, il peut, sous l'influence de traumatismes, d'efforts violents, devenir mobile. La mobilité n'est plus ici sous la dépendance d'une faiblesse congénitale des tissus périrénaux ou des moyens d'union du rein, elle est accidentelle. Un des principaux facteurs de cette mobilité est incontestablement, la grossesse. Elle peut exercer deux actions différentes sur le rein ectopié congénitalement ; ou bien elle exerce une compression sur l'uretère, ou bien elle mobilise le rein.

Cette mobilisation se fait à deux périodes de la grossesse ; au moment où l'utérus se développe et s'efforce à prendre place dans l'abdomen, l'excavation pelvienne n'étant plus suffisante pour le contenir : au moment de l'accouchement, lorsque la grossesse n'a pas été entravée dans son cours normal.

La mobilité possible du rein en ectopie congénitale nous donne la clef du nouveau mécanisme de l'hydronéphrose. Ce mécanisme ne diffère en rien de celui de l'hydronéphrose par rein mobile, exposé par Landau ou Navarro. Le déplacement du rein, consistant en un mouvement de descente, détermine une coudure et parfois une torsion, mais pour que l'hydronéphrose se produise, il faut que la coudure cesse d'être mobile et soit fixée.

La rétention urineuse dans les déplacements de reins ectopiés est plus fréquente que dans les reins mobiles ordinaires. Ceci tient à ce que, normalement, les uretères se déplacent en bloc avec les reins, tandis que l'uretère du rein ectopié se trouve fixé et ne suit pas le rein dans ses déplacements. La coudure, dans le premier cas, sera lâche et ne déterminera de rétention que si, secondairement, elle devient fixe au moyen d'adhérences.

Il n'est pas besoin, pour que l'hydronéphrose apparaisse, que le déplacement du rein soit considérable. Voizot dit même dans sa thèse que les reins peu mobiles, relativement plus fréquents chez l'homme que chez la femme, donnent plus souvent lieu à de l'hydronéphrose que le rein flottant.

L'oblitération de l'uretère peut se faire, suivant un autre mécanisme indiqué par Navarro ; le rein descend, puis retenu par son pédicule vasculaire, son pôle supérieur s'infléchit en dehors et son pôle inférieur en dedans ; le rein a alors une situation horizontale. Son pôle inférieur soulève l'uretère, le coude et le comprime. L'uretère forme un arc qui contourne la partie inférieure du rein. Dans l'observation de M. Schwartz, nous avons une disposition semblable de l'uretère, mais nous avons conclu à la congénitalité de cette disposition, et en avons donné les raisons.

Un troisième mode de déplacement du rein est le suivant : le rein fait un mouvement de rotation autour de son axe transversal ; habituellement, le pôle inférieur est porté en avant, le pôle supérieur en arrière.

Dans les reins présentant des anomalies vasculaires, ce qui est le cas pour beaucoup de reins ectopiés, ce déplacement autour de l'axe transversal peut être la cause d'hydronéphrose. En effet, supposons qu'une branche vasculaire croise la portion initiale de l'uretère à sa face inférieure pour se rendre au pôle inférieur du rein ; l'uretère se trouve être ainsi à cheval sur ce vaisseau ; si le rein se déplace, qu'il bascule autour de son axe transversal, que son pôle inférieur se dirige en avant, la branche vasculaire suivant le mouvement du rein, va exercer une compression sur l'uretère dont la lumière s'effacera, si l'effet de la compression sera assez intense et maintenu.

Ces hydronéphroses dues à la mobilité rénale peuvent être fermées, ouvertes ou intermittentes. Dans l'observation de M. le professeur agrégé Bérard, l'uretère était totalement imperméable, complètement oblitéré, au niveau de son collet. Le déplacement rénal semble être la cause de cette hydronéphrose ; la malade, à la suite d'un accouchement, a remarqué dans sa fosse iliaque gauche une tumeur, mobile, indolore, que nous n'hésitons pas à prendre pour le rein.

Il est possible que l'hydronéphrose soit restée longtemps ouverte ; ceci expliquerait l'absence de crises urinaires, et, le long temps qui s'est écoulé entre l'époque du déplacement rénal et l'apparition de la tumeur qui s'est manifestée en même temps qu'une crise très douloureuse. A la date de cette crise, nous faisons remonter l'imperméabilité totale de l'uretère, car depuis, la tumeur s'est constamment maintenue et a augmenté progressivement de volume.

PATHOGÉNIE DE L'HYDRONÉPHROSE DANS LES REINS EN FER A CHEVAL ET LES REINS UNIQUES

La disposition anatomique particulière du bassinet et de l'uretère dans les reins en fer à cheval semble les prédisposer aux rétentions urinaires. Arnould en avait déja fait la remarque : « Rien ne favorise mieux la coudure de l'uretère que la disposition du rein en fer à cheval. Dans cette variété d'anomalie congénitale, la concavité du rein se dirige en haut, et l'uretère sortant du bassinet est obligé de décrire un demi-arc à court rayon en avant du rein ; cet arc peut se couder, et il est même étonnant que la rétention d'urine dans le bassinet du rein en fer à cheval ne soit pas plus fréquente. » Quelles sont les causes qui peuvent contribuer à mettre un obstacle au libre cours de l'urine vers la vessie ?

Ce sont celles qui sont capables d'engendrer l'hydroénphrose dans les reins normaux, mais il sera aisé de comprendre qu'ici elles ne joueront plus le rôle capital et qu'elles seront d'ordre secondaire, laissant la première place à la coudure congénitale de l'uretère au-devant de la portion intermédiaire du rein en fer à cheval.

La disposition habituelle du rein en fer à cheval au-devant de la colonne vertébrale facilitera la compression de l'uretère qui ne pourra fuir, étant acculé contre un plan osseux résistant. Il subira les effets de uttoe augmentation de pression intra-abdominale produite par le développement de tumeurs abdominales ou pelviennes.

Tous les reins en fer à cheval ne font pas de la rétention urineuse dans leur bassinet ; cela pourrait faire croire que la forme particulière de l'uretère, qui présente un coude, n'est pas suffisante pour arrêter l'urine De ce que les reins flottants ne deviennent pas tous hydronéphrotiques, faudrait-il conclure que la mobilité rénale n'est pas une des principales causes de l'hydronéphrose ? Non, n'est-il pas vrai. Nous répondrons de même pour les hydronéphroses des reins en fer à cheval ; nous dirons que le vice de conformation du rein et de son uretère, suffit à lui seul à produire l'hydronéphrose, que cette dernière a été constatée sans le concours d'aucune autre circonstance, telle l'observation de Hauser où la dilatation portait sur les deux bassinets du rein. Dans ce cas, l'hydronéphrose même double reste compatible avec la vie, et même peut ne produire aucune gêne et passer inaperçue, car elle est peu développée et reste ouverte.

A côté de cette cause primordiale de la rétention urinaire dans les reins en fer à cheval se placent d'autres causes.

La lumière du canal excréteur de l'urine peut être

obstruée par un autre mécanisme que nous allons mettre en évidence, mécanisme décrit par Baudoin pour les hydronéphroses dans les reins mobiles, que l'on observe assez souvent dans la transformation des hydronéphroses intermittentes en hydronéphroses fermées. Le cours de l'urine est difficile à travers un uretère qui présente une coudure congénitale, comme c'est le cas des reins en fer à cheval. Les parois du bassinet se distendent légèrement, donnant lieu à une hydronéphrose très légère, dont le liquide s'évacue facilement lorsqu'une certaine tension existe dans le bassinet. Sous le fait de cette légère distension, il se développe une sorte d'irritation chronique des parties conjonctives des parois du bassinet ; il en résulte un épaississement de ce réservoir et une apparition de brides conjonctives et de tractus fibreux au niveau de l'arc décrit par l'uretère ; ces brides vont empêcher la coudure uretérale de se redresser et le passage de l'urine sera de plus en plus difficile ; il arrivera même que l'écoulement deviendra tout à fait impossible, car les tractus fibreux, au début lâches et extensibles, qui entourent l'uretère et le réunissent à la portion intermédiaire du rein en fer à cheval, vont se rétracter et enserrer étroitement cette partie du canal déja aplatie et rétrécie congénitalement. Les parois de l'uretère appliquées fortement l'une contre l'autre seront un obstacle invincible au cours de l'urine, et l'hydronéphrose fermée sera constituée.

Nous sommes convaincus que la plupart des hydronéphroses des reins en fer à cheval ont été ouvertes ou intermittentes avant d'être fermées. C'est ce que nous apprennent les deux observations relatées par nous.

Dans celle de Socin, si l'on suit pas à pas les symptômes présentés par le malade, l'on remarque que d'abord l'hydronéphrose est intermittente ne se révélant que par des accès douloureux revenant tous les mois ; la poche est encore trop petite pour être perçue, c'est le début de l'hydronéphrose.

Trois ans après le début de ces coliques violentes et périodiques, la malade a constaté l'apparition d'une tumeur dans le côté droit du bas ventre : en même temps, les accès douloureux sont devenus moins violents et plus espacés ; ils ont ce caractère important qu'ils disparaissent en même temps que la tumeur après quelques heures de repos au lit. Cet état a persisté pendant vingt-cinq ans. Durant cette longue période, l'hydronéphrose a eu le caractère intermittent ; et nous trouvons l'explication de la diminution des douleurs dans l'extensibilité plus grande de la poche, accoutumée à une pression, devant laquelle elle cède plus facilement qu'au début de la rétention. Il est, en effet, prouvé que les crises sont plus douloureuses dans la première période de l'hydronéphrose, car la douleur est due à la distension du parenchyme rénal.

Sans motif, les accès douloureux, presque totalement disparus, sont redevenus aussi vifs et fréquents qu'au début de l'affection, donnant lieu à des vomissements. Leur durée était très longue, neuf jours. Ils sont devenus subintrants, et la tumeur ne disparut plus.

Que s'est-il passé à ce moment, durant ces quelques mois de vive souffrance ? Nous pensons que l'hydronéphrose intermittente était en train d'opérer sa transformation en hydronéphrose fermée. Les douleurs étaient sans doute dues à une distension énorme du bassinet exercée par le liquide urinaire qui, habituellement, lorsqu'il avait acquis une certaine tension, arrivait à vaincre l'obstacle, qui n'était pas encore totalement infranchissable, mais qui l'est devenu sous l'influence d'une irritation, d'une inflammation inconnue de nous.

La conformation spéciale de l'uretère dans les reins en fer à cheval ne lui confère pas une immunité contre les hydronéphroses dues à un obstacle siégeant dans la lumière de l'uretère ; bien au contraire, il est évident qu'un corps étranger, calcul ou caillot, sera facilement arrêté dans son expulsion, au niveau de la coudure préexistante.

Dans les cas d'inflammation de l'uretère, qu'elle soit tuberculeuse ou autre, dans les cas de lésion néoplasique de l'uretère, la lumière du canal ne tardera pas à être obstruée là où elle est étroite, c'est-à-dire au niveau de la portion coudée.

Les hydronéphroses consécutives à la mobilité du rein en fer à cheval doivent être assez rares ; il se trouve, en effet, généralement bien fixé dans la situation qu'il occupe, la multiplicité des vaisseaux qui l'irriguent contribuent à le maintenir solidement. Aussi, les traumatismes, les efforts, doivent difficilement luxer, décrocher un rein en fer à cheval. Il n'en est pas de même pour la grossesse, et principalement lorsqu'il se trouve situé au niveau du promontoire, il obstrue en partie les sinus sacro-iliaques, et est une cause très grave de dystocie ; l'engagement de la tête, si elle est de volume normal, se fera difficilement ; l'accouchement exigera des efforts, et l'accoucheur sera peut-être dans l'obligation d'intervenir ; la tête, par le front ou l'occiput, heurtera l'une des portions latérales, qui sera mobilisée ; cette mobilisation peut avoir pour effet d'augmenter ou de diminuer le rayon de courbure de l'arc décrit par l'uretère ; s'il le diminue, l'obstacle au cours de l'urine est augmenté, et l'hydronéphrose peut être constituée.

Dans l'observation de Socin, l'on ne peut pas rattacher à cette dernière cause l'existence de l'uronéphrose, il n'y a pas eu de grossesse.

Nous ne dirons rien de plus à propos de la pathogénie de l'hydronéphrose dans les reins uniques ; elle doit être, d'ailleurs, en tout semblable à celle de l'hydronéphrose dans les reins normaux. Nous ferons seulement remarquer que, lorsqu'il n'existe qu'un uretère, l'hydronéphrose n'est pas compatible avec la vie : l'urémie ne tarde pas à se déclarer, même lorsqu'elle est ouverte, car le rein malade ne peut longtemps suffire à éliminer du sang les principes extractifs de l'urine.

DU ROLE DES ANOMALIES VASCULAIRES DANS LES HYDRONÉPHROSES

Ce rôle est évident dans les observations relatées par nous.

La compression de l'uretère exercée par une bride vasculaire est aussi rationnelle que celle exercée par une bride fibreuse :

Rôle actif. — L'anomalie vasculaire est considérée comme la cause de l'hydronéphrose, elle agit par compression extérieure au même titre que les organes voisins du rein. En général, c'est une branche de l'artère rénale qui passe anormalement en avant ou en arrière de l'uretère et le comprime, tels sont les cas de Roberts et de Boogard. Plus rarement, c'est une veine (cas de Decressac). Pour que le vaisseau coude brusquement l'uretère, il faut qu'il ait une direction et une situation anormale, qu'il croise l'uretère ; lorsque le rein est irrigué par des vaisseaux qui ont avec l'uretère les rapports classiquement décrits, il est très difficile que l'uretère soit comprimé par une branche vasculaire, même dans les déplacements étendus du rein. C'est, qu'en effet, le réseau vasculaire occupe la partie supérieure et antérieure du sinus.

La disposition anormale du vaisseau peut exercer ses effets de compression sur l'uretère dès le commencement de l'existence du sujet ; il en résulte le développement d'une hydronéphrose, qui aura, au début, toutes les allures de l'intermittente ou de l'ouverte. L'artère anormale comprimera l'uretère à chaque systole et déterminera une légère irritation au voisinage du croisement des deux canaux, qui sera suivie de la production d'une inflammation à ce niveau, d'une uretérite ou périuretérite dont les conséquences seront la transformation de cette hydronéphrose ouverte en hydronéphrose fermée, se manifestant alors avec beaucoup de fracas.

Rôle passif. L'anomalie vasculaire n'est pas la cause première de l'hydronéphrose ; elle intervient seulement pour maintenir une hydronéphrose constituée. Tel est le cas de l'observation de Decressac, qui donne une longue explication du mécanisme de la rétention.

La disposition particulière et anormale d'un vaisseau au même titre qu'une adhérence périuretérale peut rendre fixe la coudure de l'uretère, produite lors du déplacement accidentel ou spontané d'un rein (Legueu); cette fixité est la condition de la formation de l'hydronéphrose dans les reins mobiles.

Nous la retrouvons dans l'observation XVI de M. Tuffier, où l'uretère droit était à cheval sur les branches inférieures des vaisseaux du rein.

On a prétendu que le rôle joué par les vaisseaux dans les hydronéphroses était toujours secondaire, toujours passif; nous pensons bien que, fréquemment, leur action compressive ne s'exerce que lorsque le bassinet a acquis un certain volume, transformant l'hydronéphrose jusque-là ouverte en une hydronéphrose fermée, mais il n'est pas douteux non plus qu'il faille mettre sur le compte de l'anomalie vasculaire la constitution de l'hydronéphrose, lorsque nous ne trouvons pas d'autre raison.

ROLE JOUÉ PAR LA PERSISTANCE DE VESTIGES EMBRYONNAIRES

La persistance des canaux de Müller et de Wolff est rare; dans deux observations d'hydronéphrose, elle a été relatée, et elle semble avoir joué un rôle prépondérant dans le mécanisme de la rétention.

Dans le cas publié par Launay, l'uretère était tordu en spirale, et cette torsion était maintenue par une bride fibreuse, considérée par Launay comme le vestige du canal de Wolff. Cette interprétation nous semble rationnelle, car, de par l'embryologie, nous savons que l'uretère évolue autour du canal de Wolff, qu'il pivote de 180 degrés avec celui-ci. Cette évolution du canal rénal expliquerait très bien l'hydronéphrose du cas de Launay ; la bride fibreuse enroulée autour de l'uretère serait un vestige du canal de Wolff, et par sa persistance elle aurait été l'occasion de la rétention urinaire dans le bassinet.

La pathogénie de l'hydronéphrose publiée par M. Reliquet a été exposée au long à la suite de l'observation ; elle rentre dans les cas de compression de l'uretère.

CHAPITRE III

SYMPTOMATOLOGIE

La symptomatologie de l'hydronéphrose dans les reins présentant des anomalies est difficile à bien établir, attendu que les symptômes présentés varient avec le siège du rein malade.

Un grand nombre d'hydronéphroses de petit volume ne donnant lieu à aucun symptôme sont des trouvailles d'autopsie, telle l'hydronéphrose bilatérale observée et publiée par Hauser dans un rein en fer à cheval.

Le plus souvent, surtout quand la tumeur a acquis un certain volume, le malade présente des symptômes fonctionnels, subjectifs et objectifs.

Le mode de début est variable et en rapport avec la cause de la rétention rénale. Il est généralement lent, et le malade ne peut donner une date précise au commencement de son affection.

Il se plaint de vagues douleurs, de pesanteur, de tiraillements avec irradiations du côté de l'aine, dans le côté correspondant à la lésion. A ce moment, il n'accuse pas de troubles urinaires, et la palpation peut ne donner encore aucun renseignement. Plus tard, cette douleur lombo-iliaque s'accompagne d'une tuméfaction abdominale qui augmente lentement. Le volume de cette tumeur est très variable, depuis celui d'une orange jusqu'à celui d'une poche remplissant tout l'abdomen. Le siège de cette tumeur sera celui du rein normal ou du rein ectopié.

Dans le premier cas, il est lombo-abdominal, occupant d'abord l'hypocondre, puis le flanc; la tumeur peut descendre jusque dans la fosse iliaque.

Dans le second cas, il est impossible d'assigner un siège constant à la tumeur; elle peut être abdominale, iliaque, pelvienne, latérale ou médiane.

Lorsque le rein occupe sa situation normale, nous aurons la symptomatologie de la tumeur rénale ; la tumeur de forme généralement globuleuse, parfois mamelonnée occupe la région lombo-abdominale ; elle est rénitente ou fluctuante, mate à la percussion, sauf à sa partie la plus antérieure où elle est sonore ; cette zone de sonorité, en forme de bande ou d'écharpe, est due à la présence du côlon ; mais, quand la masse devient plus volumineuse, elle refoule complètement les intestins et est mate en tous ses points. La tumeur présentera en outre un signe important, le ballottement rénal perçu par le procédé de Guyon.

Dans d'autres cas, la symptomatologie aura tous les caractères de celle d'une tumeur liquide développée aux dépens des organes du petit bassin, de l'ovaire, du ligament large.

La tumeur aura une marche ascendante, comme dans les kystes de l'ovaire ; elle semble envoyer un prolongement dans le petit bassin ; elle sera mate sur toute son étendue et pourra occuper une situation à peu près médiane. Dans quelques cas la tumeur pourra venir faire saillie dans le cul-de-sac postérieur du vagin.

Aussi les méprises avec le kyste de l'ovaire sont-elles fréquentes, si le sujet ne présente pas de troubles urinaires, ou si son attention n'est pas éveillée de ce côté.

Dans un troisième cas, la tumeur se présentera au chirurgien avec les symptômes objectifs d'une tumeur développée aux dépens du mésentère ; elle sera médiane, globuleuse, légèrement mobile et recouverte par des anses intestinales qui se révèleront par de la sonorité à la percussion.

La tuméfaction peut augmenter tous les jours insensiblement de volume et arriver à occuper toute la cavité abdominale. D'autres fois elle s'arrête dans sa marche et persiste indéfiniment sans augmenter de volume.

Mais souvent elle présente des variations de volume de consistance et de rénitence. Ces variations de volume subites s'accompagnent souvent de véritables débâcles urinaires et sont la caractéristique des hydronéphroses intermittentes. A ces deux symptômes s'ajoutent les crises douloureuses ; les douleurs et l'augmentation de volume de la tumeur précèdent les débâcles urinaires, accompagnées d'une sensation de soulagement. Les douleurs sont caractérisées par un début brusque ; elles sont vives, susceptibles de provoquer des nausées, des vomissements, et le facies grippé du malade peut donner le change à une péritonite en évolution ; elles s'irradient vers l'aine, le testicule, dans le membre inférieur. Ces douleurs sont dues à la distension du rein et de son bassinet par l'urine et cessent lors de l'évacuation du liquide. Leur durée est de plusieurs heures, quelquefois une journée. M. Quénu a remarqué que la violence des douleurs n'était pas en rapport avec le volume de l'hydronéphrose ; dans plusieurs cas où les symptômes douloureux étaient très accentués, le bassinet n'était que très légèrement distendu.

Mais l'hydronéphrose intermittente, qu'on rencontre aussi dans les reins anormaux ne se présente pas toujours avec son cortège de symptômes au complet : la débâcle urinaire manque parfois.

Sauf dans les hydronéphroses intermittentes, la quantité d'urine émise dans les vingt-quatre heures est à peu près normale.

En plus des symptômes propres à l'affection, nous devons signaler les symptômes dus à la compression des organes voisins : dans deux de nos observations, il y a de l'occlusion intestinale. Cette occlusion peut être permanente et peut amener la mort à bref délai (observation de Boogard) ; la compression de l'intestin est alors continue et son oblitération s'accentue tous les jours. Elle peut être périodique (cas de Roberts) et se manifester par des accès de constipation opiniâtre, qui sont suivis de débâcles de fèces, lorsque la compression intermittente de la tumeur a cessé ; souvent ces débâcles sont précédées de débacles urinaires et de la diminution de volume de l'abdomen.

Lorsque l'hydronéphrose se produit dans un rein en ectopie pelvienne, il n'est pas difficile de comprendre les troubles de compression qui apparaissent rapidement, vu l'inextensibilité des parois osseuses du bassin.

Marche. — Durée. — Terminaison. — La marche des hydronéphroses est chronique comme nous l'avons vu. Elle peut être cependant coupée à intervalles plus ou moins réguliers de crises aiguës.

Des formes latentes qui n'avaient manifesté leur présence par aucune gêne peuvent tout à coup, sous l'influence de conditions indéterminées, passer à l'état manifeste, et elles donnent à ceux qui les observent l'illusion d'une marche aiguë.

Leur durée peut être indéfinie. Elle marche rarement d'une façon spontanée vers la guérison. L'on peut constater la transformation d'une hydronéphrose intermittente ou ouverte en une hydronéphrose fermée ; cela arrive assez fréquemment. Et il est remarquable de voir combien deviennent plus volumineuses les deux premières variétés; l'explication donnée par les auteurs est que la substance rénale continue à accomplir sa fonction d'élimination, à fournir de l'urine qui distendra d'une façon progressive la poche formée par le bassinet et le rein. Dans le cas d'hydronéphrose fermée, le parenchyme rénal se sclérose, se détruit. On a affaire à un kyste. C'est ce qu'ont montré les observations expérimentales de Tuffier.

Les complications observées se résument en deux principales: l'une rare, la rupture traumatique ou spontanée; la seconde fréquente, l'infection, la transformation en pyonéphrose. En cas d'ectopie pelvienne. ou abdomino-pelvienne, la grossesse arrive rarement à terme ; l'utérus ne peut se développer, aussi les avortements sont fréquents. Il n'est pas besoin de dire que si, fortuitement, il a pu prendre place dans l'abdomen, l'accouchement sera difficile, l'engagement de la tête fœtale impossible.

Pronostic. Il y a trois cas à considérer :

L'hydronéphrose est simple; elle est double ; l'hydronéphrose a lieu dans un rein unique.

Dans les cas d'hydronéphrose simple, unilatérale, le pronostic est assez sombre ; l'hydronéphrose est une maladie toujours sérieuse, car elle est à développement le plus souvent continu. Si elle est fermée, elle peut s'arrêter dans sa marche vers l'accroissement, mais l'infection est là qui guette. Lorsque le rein du côté opposé est sain, elle peut passer inaperçue et rester inconnue. La guérison spontanée est très rare. Cette rareté tient à la difficulté de la disparition de la cause première. Le pronostic est moins sévère dans le cas de calcul de l'uretère, l'obstacle pouvant s'éliminer de lui-même ; mais il faut savoir que l'hydronéphrose calculeuse s'accompagne parfois d'anurie et le malade est emporté par urémie.

C'est le sort du malade qui a une hydronéphrose double fermée. Dans le cas d'hydronéphrose dans un rein unique, le pronostic est toujours sérieux, même lorsqu'il possède deux bassinets et deux uretères; il est fatal lorsqu'il n'y a qu'un seul canal d'excrétion.

DIAGNOSTIC

Armé de tous les moyens cliniques, nous serons encore très embarrassé devant un cas d'hydronéphrose dans un rein en ectopie. Le diagnostic, s'il est facile dans le cas classique d'hydronéphrose, est ici très difficile.

En effet, sur quoi se baser pour poser un diagnostic de tumeur rénale ?

L'ensemble symptomatique de cette variété d'hydronéphrose n'est plus celui d'une tumeur rénale, et si l'on n'a pas présent à l'esprit la possibilité de telles anomalies, l'on a des chances d'errer, car les symptômes présentés peuvent être ceux d'une tumeur abdominale quelconque, d'une tumeur des organes du petit bassin. Les caractères ordinaires de la tumeur rénale manquent ; le siège de la tumeur peut ne pas être lombo-abdominal, le ballottement rénal de Guyon ne sera pas perçu, la zone de sonorité antérieure n'existera pas, la marche de la tumeur dans son développement ne sera pas descendante. Dans ces conditions, l'on comprend que la pensée du clinicien ne se tournera pas vers une affection rénale, surtout si le sujet examiné ne présente pas de troubles urinaires marqués.

Avant tout, on commencera par s'assurer que le rein n'occupe pas sa situation normale, l'on trouvera la région lombaire vide, mais il est vrai de dire qu'un rein sain est difficilement perceptible à la palpation, aussi sera-t-on hésitant sur l'existence ou non du rein dans sa loge normale.

Le diagnostic s'imposera quand on sera en présence d'une tumeur mate, fluctuante, bien limitée, présentant des variations considérables de volume, s'accompagnant de crises douloureuses suivies d'une diminution de volume de la tumeur, d'une débâcle urinaire et d'une sensation de soulagement ; le diagnostic anatomique, étiologique et clinique malgré le siège inacoutumé de la tumeur, sera posé en raison des symptômes fonctionnels observés; et l'on sera conduit à penser à une hydronéphrose intermittente dans un rein ectopique. La notion de congénitalité sera difficile à déterminer et même impossible, mais il sera permis d'en faire l'hypothèse, si le siège de la tumeur est très éloigné de la position normale du rein, et on la rejettera si, après disparition de la tumeur, l'on constate le signe excellent du rein flottant ordinaire : *la réduction lombaire*, qui consiste en la réintégration du rein dans sa loge. Il faudra prendre garde de confondre un rein flottant immobilisé dans sa nouvelle situation avec un rein ectopique congénital ; les commémoratifs pourront seuls mettre sur la voie du diagnostic.

Voyons maintenant l'étude du diagnostic différentiel de l'hydronéphrose dans les reins anormalement situés.

En premier lieu, nous signalerons toutes les tumeurs liquides de l'abdomen ; kystes du foie, de la rate, du mésentère, ascite enkystée, tumeurs de l'arrière cavité des épiploons et du pancréas. En second lieu, nous passerons en revue les tumeurs de l'excavation pelvienne : kystes de l'ovaire, des ligaments larges.

Lorsque l'hydronéphrose ne s'accompagne pas de troubles urinaires marqués, le diagnostic ne peut se faire que par exclusion.

Les tumeurs du foie à développement du côté de sa face inférieure, les tumeurs de la rate s'accompagnent d'un symptôme caractéristique, elles suivent les mouvements du diaphragme.

Les tumeurs du mésentère seront difficiles à différencier des hydronéphroses dans un rein unique situé au-devant de la colonne vertébrale. Elles seront les unes et les autres médianes et pourront être recouvertes d'anses intestinales. La mobilité de la tumeur, son déplacement facile de droite à gauche et réciproquement, sera en faveur du kyste du mésentère.

L'ascite enkystée aura été précédée de symptômes de péritonite qui auront été remarqués par le malade.

Les tumeurs de l'arrière-cavité des épiploons et du pancréas présenteront des symptômes objectifs tout à fait analogues à ceux de l'hydronéphrose dans un rein médian.

La confusion la plus commune porte sur les kystes de l'ovaire.

L'allure symptomatique d'une hydronéphrose fermée ou ouverte dans un rein en ectopie pelvienne on abdomino-pelvienne, est en tout semblable à celle du kyste de l'ovaire ou du ligament large.

C'est qu'en effet nous avons de part et d'autre une tumeur à point de départ pelvien ; rarement l'on a entre la tumeur et la paroi abdominale une anse intestinale, qui donne de la sonorité ; d'ailleurs, dans nombreux cas de kystes de l'ovaire, l'on a vu des anses intestinales contracter des adhérences avec la face antérieure. La confusion a été faite dans un grand nombre des observations rapportées par nous et, elles s'expliquent très bien. Le toucher vaginal nous donne dans les deux cas les mêmes sensations d'une tumeur dans un des culs-de-sac.

Le rein ectopié douloureux (cas de Nové-Josserand, de Delore) présente des symptômes qui rappellent les crises d'hydronéphrose intermittente ; il s'en distingue par l'absence de troubles urinaires et de tumeur globuleuse fugitive.

La *ponction* a été souvent pratiquée dans les cas difficiles, et l'on a pu parfois reconnaître, en analysant le liquide recueilli, la nature rénale de la poche, mais ce moyen de diagnostic n'est pas infaillible. Souvent le liquide des vieilles hydronéphroses ne contient plus l'urée, ni l'acide urique, ni les matériaux extractifs de l'urine ; dans ces conditions la ponction, ne vient pas confirmer ou établir le diagnostic. De plus, la ponction peut être considérée comme dangereuse ; on peut embrocher un intestin ou un vaisseau et déterminer des accidents hémorragiques regrettables. Elle peut aussi être suivie de l'infection de la poche, complication grave.

La perméabilité rénale recherchée par le bleu de méthylène ne nous donne que des renseignements sur le fonctionnement du rein opposé à la tumeur rénale, et n'est donc utile que lorsque le diagnostic « hydronéphrose » a été porté.

La chirurgie actuelle possède des moyens d'exploration du rein, qui permettent, sans danger pour le malade, de poser un diagnostic précis et sûr : ce sont la cystoscopie, le cathétérisme des uretères, la séparation des urines dans la vessie. Ils sont appelés à faire disparaître un grand nombre d'erreurs de diagnostic.

La *cystoscopie* par l'éclairage de la vessie permet d'examiner l'aspect des orifices uretéraux, le mode d'écoulement de l'urine qui tombe des uretères dans la vessie et l'aspect de l'urine. Dans une hydronéphrose fermée, l'on remarquera que l'uretère du côté correspondant ne fournira pas d'urine ; dans le cas d'hydronéphrose ouverte, l'urine s'écoulera en bavant d'une manière continue, quand normalement l'urine s'écoule des uretères par éjaculation en quelque sorte.

Le *cathétérisme des uretères*, mis en honneur par Albarran, donne des renseignements sur la perméabilité des uretères ; dans le cas d'hydronéphrose fermée, la sonde rencontrera un obstacle insurmontable. Lorsqu'elle pénètre jusque dans le bassinet, l'on peut vider la poche remplie de liquide, et l'analyse de l'urine peut permettre d'affirmer qu'il y a ou non uronéphrose. Citons les propres termes de M. Albarran : « Toutes les fois que l'urine de la sonde placée dans un bassinet et l'urine de l'autre rein recueillie dans la vessie présentent une composition semblable, on peut affirmer qu'il n'y a pas d'uronéphrose. »

On ne peut pourtant pas affirmer qu'une hydronéphrose est fermée de ce que le cathétérisme de l'uretère ne peut être fait, car dans bien des cas la sonde uretérale est arrêtée par des coudures non fixes ou par des valvules : dans ces cas, il suffit de laisser la sonde en place pendant quelques heures pour recueillir le liquide qui descend du rein.

S'il permet de reconnaître l'existence de l'hydronéphrose, sa nature, le cathétérisme uretéral fixe encore le siège de l'obstacle et, avantage considérable au point de vue des indications du traitement, il donne des renseignements sur le fonctionnement du rein malade et sur celui du rein du côté opposé en permettant l'analyse de l'urine des deux reins, recueillie séparément.

Il faut reconnaître que le cathétérisme uretéral est

délicat, et qu'il ne peut être pratiqué que par des personnes expérimentées.

Aussi, depuis quelques années, l'on s'est efforcé de trouver un autre moyen pour recueillir séparément l'urine des deux reins.

Harris (de Chicago) tenta la séparation des urines dans la vessie en y creusant deux puits latéraux ; à cet effet, il introduisait dans le rectum une espèce de levier, qui refoulait sur la ligne médiane la paroi inférieure de la vessie, et qui faisait de la sorte « toit » dans la vessie ; l'urine contenue dans chacune des gouttières ainsi créées était recueillie par deux sondes. Cet instrument, essayé par M. Hartmann à Lariboisière, ne lui donna pas des résultats satisfaisants.

Le Dr Luys présenta, en octobre 1901, à la Société d'urologie, un appareil qui a fait, en février 1902, l'objet d'un rapport de la part de M. Hartmann à la Société de chirurgie de Paris.

Le principe de cet appareil est de placer au contact de la paroi inférieure de la vessie une tige curviligne dans la courbure de laquelle se tend un voile de caoutchouc. On constitue ainsi une cloison qui sépare la vessie en deux parties correspondant chacune à un uretère.

M. Jaboulay vient de présenter tout récemment à la Société des Sciences médicales de Lyon une modification dans la courbure et dans le diamètre de la sonde de Luys, permettant une introduction plus facile dans la vessie.

MM. Rochet et Pellanda, de Lyon, viennent de publier, dans la *Gazette hebdomadaire des hôpitaux*,

14 décembre 1902, une nouvelle méthode pour la séparation des urines; elle consiste à comprimer un des orifices uretéro-vésicaux dans la vessie elle-même au moyen d'un petit ballon.

Nous insistons peut-être un peu longuement sur le séparateur d'urine, mais nous croyons, sans cependant l'avoir jamais vu utiliser, qu'il est destiné à être de la plus grande utilité dans le diagnostic des affections rénales et dans les indications opératoires. Il aurait l'avantage d'être à la portée de tous les chirurgiens.

CHAPITRE IV

TRAITEMENT

Le traitement consistera avant tout à supprimer l'obstacle au libre cours de l'urine retenue dans le bassinet : il doit s'adresser à la cause, il doit être pathogénique. L'on comprend bien qu'il est difficile de prévoir et de discuter les indications de l'intervention dans les cas d'hydronéphrose dans les anomalies rénales. La ligne de conduite à suivre sera très variable, car les anomalies congénitales que le chirurgien rencontrera au cours des opérations ne sont pas comparables. Il devra se tenir prêt à toutes les difficultés, à toutes les anomalies prévues et imprévues, et modifier sa technique au gré des circonstances.

Nous allons passer rapidement en revue les divers traitements de l'hydronéphrose et discuter leurs indications dans les principaux cas d'anomalies rénales.

La *ponction*, comme nous avons pu le voir dans l'observation de M. Launay, n'est qu'un traitement palliatif ; elle supprime momentanément la tumeur qui ne tardera pas à se reformer. Ce mode de traitement a été bien rarement suivi d'une guérison définitive ; il faut y revenir si fréquemment que le malade s'en fatigue et réclame une intervention plus radicale.

D'ailleurs, elle n'est pas exempte de danger ; elle peut donner lieu à des accidents infectieux et hémorragiques qui sont pour beaucoup dans l'abandon de ce traitement aveugle. La ponction ne sera vraiment utile que pour parer à des symptômes violents et subits de compression, observés chez un malade faible qui, momentanément. n'est pas en état de supporter la moindre intervention. La pathogénie de l'hydronéphrose dans les reins mobiles a donné naissance à un mode de traitement qui est souvent efficace ; nous voulons parler de la *néphropexie* ou *néphrorraphie*. Elle a pour but de fixer dans sa position primitive le rein déplacé et de rendre à l'uretère sa perméabilité en redressant la coudure qui est le résultat du déplacement, mais encore faut-il que la plicature de l'uretère ne soit pas fixe et que le rein soit réductible. Ces conditions sont nécessaires pour voir cesser les accidents hydronéphrotiques à la suite de la néphropexie. Dans l'hydronéphrose intermittente du rein en ectopie congénitale, on pourra tenter la néphrorraphie et redresser l'uretère coudé, mais le plus souvent il est impossible de fixer l'organe aux dernières côtes, comme on le fait dans la néphrorraphie postérieure, car son atmosphère cellulo-fibreuse, la brièveté de son uretère et de ses vaisseaux ne lui permettent pas une longue excursion.

Le rein couché dans la fosse iliaque sera difficilement abordable par la voie lombaire et, la tumeur faisant saillie du côté de l'abdomen, le chirurgien sera conduit à laisser de côté la néphrorraphie postérieure : procédé de Tuffier ou de Guyon, qui consiste à fixer le rein à la dernière côte au moyen de catguts, procédé de Jaboulay, qui suture les lèvres de la capsule adipeuse aux lèvres de la plaie, celle-ci restant ouverte.

Il pourra, comme l'a fait le Dr Cerné, dans un cas de mobilité chez un rein ectopié congénitalement (thèse de Delaforge, Paris 1901), procéder à la fixation du rein par la voie abdominale, faire une néphrorraphie antérieure, qui consiste à maintenir le rein aussi haut que possible et à fixer l'organe par sa partie inférieure en passant un catgut en plein tissu rénal, en comprenant dans le point de suture le rein, l'aponévrose du psoas et une partie même du muscle.

Il est évident que dans l'hydronéphrose intermittente par coudure libre d'un rein unique, la néphropexie est la méthode de traitement la plus rationnelle.

Le traitement sera encore causal dans les cas d'hydronéphrose due à la compression de l'uretère par un vaisseau ou par une bride fibreuse. La *suppression de cette bride* ne sera pas toujours suivie du retour à la perméabilité de l'uretère. Dans les vieilles hydronéphroses, elle n'aboutirait à rien. L'uretère comprimé ou coudé par un vaisseau s'est oblitéré à la longue, ou se maintiendra coudé à la suite d'un processus inflammatoire d'irritation.

Lorsque l'hydronéphrose est calculeuse, on enlèvera les calculs par la *néphrolithotomie*, et l'on s'assurèra de la perméabilité de l'uretère par le cathétérisme de haut en bas.

Il y a quelques années, l'on était réduit souvent à pratiquer deux graves opérations : la néphrotomie et la néphrectomie, lorsque l'on ne pouvait permettre au rein de se vider par les voies naturelles. Si le rein du côté opposé à l'hydronéphrose paraissait sain, on pratiquait d'emblée la néphrectomie, et Vernet dans sa thèse la donne comme l'opération de choix dans l'hydronéphrose. Si on avait des doutes sur l'état de l'autre rein, on pratiquait la néphrotomie.

Mais depuis Küster et Fenger, l'on a recours à des opérations antoplastiques, qui rétablissent le cours de l'urine du bassinet vers la vessie. Küster, à l'occasion d'une hydronéphrose dans un rein unique, pratiqua le premier l'*uretéro-pyélostomie;* il réséqua la partie uretérale rétrécie voisine du bassinet, et aboucha le bout inférieur de l'uretère à la paroi postérieure du bassinet.

Cette opération trouve son indication toutes les fois qu'une résection peu étendue de l'uretère, faite au voisinage du bassinet, permet l'abouchement de ce dernier sur le bout inférieur du canal sectionné. Elle est moins brillante que la néphrectomie, mais elle est excellente, car elle est conservatrice, et c'est elle que le chirurgien devra choisir dans le cas de rein unique (Obs. VIII de Küster) ou en fer à cheval, et lorsque le rein du côté opposé n'est pas sain.

Mais il est facile de comprendre que ce sera une opération impossible lorsque le rein sera en ectopie congénitale ; en effet, le rein est situé trop bas, le jour manque, le chirurgien serait trop gêné dans ses manœuvres et ne pourrait pas évoluer; l'opération qui demande beaucoup de soin serait compromise dans ce cas particulier.

Aussi l'on est réduit à faire la néphrotomie et, plus souvent encore, la néphrectomie.

P. Vernet, élève de M. le professeur Poncet (thèse de Lyon 1892) est nettement hostile à la néphrotomie, sauf en cas de rein unique ou de bilatéralité des lésions. La *néphrotomie* a bien des inconvénients, d'abord elle laisse une fistule, qui se tarit rarement, et qui nécessite souvent une néphrectomie secondaire, ensuite elle est une porte d'entrée à l'infection, qui ne tarde pas à élire droit de domicile dans la poche ouverte : c'est encore une nouvelle cause d'affaiblissement, d'empoisonnement de l'économie, qui risque d'emporter le malade.

La néphrotomie sera indiquée lorsqu'on aura des doutes sur l'état de l'autre rein ; s'il est démontré par la suite que l'autre rein fonctionne normalement, on pourra pratiquer l'ablation du rein fistulé. Elle est le seul traitement à suivre dans le cas de rein unique, s'il est impossible de faire une opération autoplastique ; la néphrectomie tuerait le malade, par urémie.

Il faudra assurer l'écoulement de l'urine par la fistule, car la rétention se manifesterait par des accidents graves d'urémie, qui emporteraient rapidement le malade.

La *néphrectomie* est une opération qui doit faire réfléchir le chirurgien. Navarro, dans sa thèse, montre que le rein peut conserver dans l'hydronéphrose temporaire assez de propriétés pour assurer seul la fonction; ce ne serait donc pas un organe inutile. Mais l'on sait aussi que l'atrophie du rein se fait rapidement dans les cas d'hydronéphrose fermée. L'utilité fonctionnelle du rein doit engager le chirurgien à le conserver lorsque cela sera possible. Il ne doit se résoudre à l'enlever que si son inutilité est absolument démontrée et s'il est sûr de la valeur de l'autre rein. Pourtant, dans les cas de rein en ectopie congénitale, cette règle ne doit pas être aussi absolue ; lorsque le rein du côté opposé est sain, l'on sera conduit souvent à faire la néphrectomie du rein malade ; nous en donnons les raisons suivantes : il est difficile, souvent impossible de pratiquer une opération autoplastique ; ensuite, par sa situation anormale, le rein peut être la cause de vives douleurs, de souffrances intolérables, qui détermineront le malade à demander une nouvelle intervention plus radicale.

La néphrectomie sera lombaire dans les cas où la tumeur sera peu volumineuse et facilement abordable par cette voie. Ce ne sera pas le cas pour les reins en ectopie pelvienne ou abdomino-pelvienne, pour les reins en fer à cheval habituellement placés sur la ligne médiane.

La néphrectomie sera transpéritonéale dans les cas de tumeur de grand volume; elle permet d'explorer directement le rein du côté opposé et d'arriver plus facilement sur le hile. Mais elle a de sérieux inconvénients : les chances d'infection péritonéale, bien que minimes avec l'antiseptie actuelle, existent néanmoins et rendent l'opération plus grave que la néphrectomie lombaire.

Le drainage sera le plus souvent nécessaire ; l'on a pratiqué longtemps le drainage lombaire ; Terrier a mis en vigueur le drainage abdominal, isolant la grande séreuse péritonéale de la cavité drainée en suturant les lèvres de la plaie du péritoine postérieur aux lèvres de la plaie du péritoine antérieur.

Tel a été le procédé employé par M. Bérard.

L'hémostase devra être soignée et, en particulier, lors d'anomalies vasculaires ; les vaisseaux seront pincés et liés au fur et à mesure qu'ils se présenteront. Dans les cas de reins en fer à cheval, si la néphrectomie s'impose, elle ne sera que partielle. Le chirurgien ne pourra la pratiquer que si les adhérences du rein avec les gros vaisseaux, aorte et veine cave inférieure situés à sa face postérieure, seront lâches ; il devra faire une hémostase soignée de la portion rénale sectionnée soit au thermocautère, soit par le bistouri.

M. le professeur Jaboulay a fait connaître un nouveau traitement de l'hydronéphrose, qui vient prendre place entre la néphrotomie et la néphrectomie, c'est *(Lyon médical*, avril 1897), *le retournement de la poche* à l'extérieur, qu'il a mis en pratique une fois avec succès. Il peut s'appliquer aux cas de poche déjà volumineuse, et ne présente pas les inconvénients des deux opérations: néphrotomie et néphrectomie, la première avec son clapier vite infecté et suppurant, la seconde avec sa gravité et ses difficultés. Mais la cicatrisation en est longue, car la substance rénale continue à secréter pendant quelque temps un liquide, qui oblige à renouveler souvent les pansements. Une condition essentielle sera l'intégrité de l'autre rein, car la sclérose progressive de la poche et du rein conduit au même résultat qu'une néphrectomie.

L'indication des divers traitements de l'hydronéphrose est, d'après ce que nous venons de voir, très variable ; on ne peut assigner au chirurgien une ligne de conduite à suivre, car les cas qui se présentent à lui ne sont pas comparables.

CONCLUSIONS

De l'essai d'ensemble que nous venons de faire sur l'hydronéphrose dans les diverses anomalies rénales, nous croyons pouvoir tirer les conclusions suivantes :

I. L'hydronéphrose peut se développer dans le rein en ectopie congénitale, dans le rein en fer à cheval, dans le rein unique, dans le rein présentant des anomalies vasculaires.

II. L'étiologie et la pathogénie de cette hydronéphrose sont celles de l'hydronéphrose du rein normal ; cependant, il faut ajouter comme cause prédisposant particulièrement à la rétention urineuse, les malformations elles-mêmes du rein, et il faut soustraire du nombre des causes qui engendrent l'hydronéphrose dans les reins en ectopie congénitale, la mobilité rénale spontanée ou congénitale, qui préside au développement de beaucoup d'hydronéphroses dans les reins normalement situés.

III. Le déplacement du rein en ectopie congénitale, produit par le traumatisme fatal au moment du travail ou du développement de l'utérus, nous explique la fréquence plus grande de l'hydronéphrose chez la femme.

IV. Les symptômes ne sont pas caractéristiques, ils

rappellent très souvent ceux d'une tumeur développée aux dépens de l'appareil génital de la femme en cas de rein en ectopie, aux dépens soit du mésentère, soit du pancréas, soit de l'arrière-cavité des épiploons en cas de rein unique ou en fer à cheval.

V. Le diagnostic est extrêmement difficile, souvent impossible; pourtant la cystocopie, le cathétérisme uretéral, et la séparation des urines dans la vessie seront des moyens précieux de diagnostic.

VI. L'hydronéphrose du rein en ectopie peut être une cause de dystocie.

VII. Le pronostic est réservé dans les cas d'enclavement du rein dans le petit bassin, dans les cas de rein unique ou en fer à cheval.

VIII. Le traitement variera avec l'état du rein malade et celui du côté opposé, avec la cause de l'hydronéphrose, avec l'anomalie rénale.

La néphrectomie ne devra être qu'une opération de nécessité; cependant elle s'imposera fréquemment dans l'hydronéphrose des reins en ectopie congénitale.

BIBLIOGRAPHIE

ALBAN DORAN, Transactions of the pathol. Soc. of. London 1891, p. 185.

ALBARRAN, Articles hydronéphrose et rein mobile dans le Traité de chirurgie de Le Dentu et Delbet.

ARNOULD, Contribution à l'étude de l'hydronéphrose (th., Paris 1890-91).

BARBIER et BROUSSOLLE, Bourgogne médicale, 1895.

BAUDOIN, Gazette hebdomadaire, 6 fév. 1892.

BÉRARD, Province médicale, 8 juin 1901.

BOCCARD, Traitement de l'hydronéphrose (th . Lyon 1897).

BRINON, Hydronéphroses congénitales (th., Paris 1896).

CHAPUIS, De l'ectopie rénale congénitale (th., Lyon 1896).

COHN, Hydronéphrose dans un rein unique (Deutsche medicinische Wochenschrift, 1889).

DECRESSAC. Bulletin Société anatomique, 1888.

DELAFORGE, De la mobilité dans les reins en ectopie congénitale (th., Paris 1901).

FAURICHON, Hydronéphrose intermittente (th., Paris 1894).

FOCHIER, Bulletin de la Société de Chirurgie de Lyon, nov. 1900.

GAYET, Lyon médical, avril et décembre 1897.

GLANTEÑAY et GOSSET, Annales génito-urinaires, 1898.

GOUILLOUD, De l'ectopie pelvienne congénitale des reins en gynécologie et obstétrique (Ann. génito.-urin., août 1896).

HARTMANN, Gazette hebdomadaire, 28 nov. 1891.

— Pathogénie de l'hydronéphrose (Société de chirurgie, février 1902).

Hauser, Bulletin Soc. anatomique, juin 1898.

Jaboulay, Province médicale, décembre 1902. — Lyon médical, 29 sept. 1895.

Küster, Centralblatt für Chirurgie, 1892. Supplément, p. 110.

Launay, Bull. Soc. anatomique, déc. 1894.

Le Dentu, Affections chirurgicales des reins, des uretères, 1889.

Legueu, Ann. génito-urinaires, 1896.

Morris, Surgical diseases of the Kidney. 1885.

Nurdin, De l'ectopie congénitale du rein (th., Lyon 1899).

Navarro, Contribution à l'étude de l'hydronéphrose (th., Paris 1894).

Poirier, Traité d'anatomie humaine.

Pousson, Précis des maladies des reins, 1899.

Rayer, Traité des maladies des reins, 1841.

Reliquet, Progrès médical, 1887.

Rochet et Pellanda, Gazette hebdomadaire des hôpitaux, 14 déc. 1902.

Rousseau, Anomalies des artères rénales (th., Paris 1894).

Schmerber, Recherches anatomiques sur l'artère rénale (th., Lyon 1895-96).

Schwartz, Journal des praticiens, 14 janv. 1899.

Testut, Traité d'anatomie humaine.

Terrier et Baudoin, Revue de chirurgie, 1891.

Teyssedre, Etude des anomalies du développement du rein (th., Paris 1892).

Tuffier, Art. hydronéphrose dans le Traité de chirurgie de Duplay et Reclus.

— Bullet. Soc. chirurgie, Paris 1891-1896.

— Congrès de chirurgie (Bull. Soc. anatomique, janv. 1896).

Vernet, Traitement chirurgical de l'hydronéphrose (th., Lyon 1892).

Vignard, Ann. génito-urinaires, 1889.

Voizot, Hydronéphrose intermittente par déplacement du rein (th., Paris 1900).

Wiart, Bull. Soc. anatomique, 1897.

TABLE

Lyon. — Imp. A. Rey, 4, rue Gentil. 31726

www.ingramcontent.com/pod-product-compliance
Ingram Content Group UK Ltd.
Pitfield, Milton Keynes, MK11 3LW, UK
UKHW020253220726
13923UKWH00002B/915